HABLEMOS DE AUTISMO

Una visión clara, objetiva y científica sobre el Trastorno del Espectro Autista

AUTOR

Gessen Salmerón Gómez

- Neurólogo Pediatra
- Egresado de la Universidad Nacional Autónoma de México
- Campo laboral: Director de la Clínica Integral del Neurodesarrollo Irapuato Guanajuato y Secretaria de Salud del Estado de Guanajuato

COLABORADORES

- Yunuen Elena Gómez Marmolejo
- Lic en Psicología
- Egresada de la Universidad Instituto Irapuato
- Campo laboral Académica del Instituto Irapuato

Nancy Paloma Murillo Villa
- Lic. en Psicología Educativa
- Egresada de la Universidad Pedagógica Nacional
- Campo laboral: Secretaria de Educación del Estado de Guanajuato y Clínica Integral del Neurodesarrollo Irapuato Guanajuato

María Leonor Ruiz López
- Lic. en Terapia de Lenguaje, Comunicación, Oromotora y del Aprendizaje
- Egresada de la Universidad del Valle de México Campus Querétaro
- Campo laboral: Clínica Integral del Neurodesarrollo Irapuato Guanajuato

Laura Julieta Sánchez Lara
- Lic en Psicología Educativa
- Egresada Instituto Irapuato
- Certificada en pruebas ADIR y ADOS-2 para TEA
- Campo laboral: Clínica Integral del Neurodesarrollo Irapuato Guanajuato

Gillian Velasco Cruz

- Lic. Psicóloga.
- Egresada Universidad Privada De Irapuato
- Psicóloga De Desarrollo Infantil
- Certificada por la Secretaria de Salud del Estado de Guanajuato para aplicación de prueba Battelle y prueba EDI.
- Campo laboral: Secretaria de Salud del Estado de Guanajuato y Clínica Integral del Neurodesarrollo Irapuato Guanajuato

Mto. en C. Saúl Neri Gámez

- Médico Genetista
- Egresado Universidad Nacional Autónoma de México
- Campo laboral: Centro de Rehabilitación Integral Teletón Irapuato Guanajuato y Clínica Integral del Neurodesarrollo Irapuato Guanajuato

Lic. Saúl Abraham Pérez Fuentes

- Egresado de la Universidad Iberoamericana León,
- Campo laboral: Despacho Derecho Corporativo, "Álvarez Padilla y asociados"

AGRADECIMIENTO

La idea de este libro no tendría sentido sin el amor, la pasión y el compromiso con mis pacientes y sus familiares, por tantas enseñanzas en mi vida profesional y personal que me ha permitido tener la confianza para poder transmitir lo que durante casi 10 años he vivido a lado de ellos. Muchas gracias por todo este conocimiento y mi mayor agradecimiento, va a todos aquellos que han visto el TEA como un reto más, que ponen en su día a día, de acuerdo con sus alcances, ese amor y compromiso de padres para el bienestar de sus hijos, agotando cada uno de los recursos médicos y no médicos, para comprender y tener un mejor actuar con sus hijos. No me canso de decirles que en este camino no están solos, hay muchos médicos, psicólogos, terapeutas, familiares, etc., que vemos a sus hijos con el amor como vemos a los nuestros, que sabemos valorar los pequeños detalles como ustedes, una sonrisa, una mirada, un beso o un abrazo, que son nuestro motor para seguir en este camino.

Muchas gracias a mi amada Esposa Karla Salbra por su actitud propositiva de la vida, su congruencia, su amor infinito e incondicional, su compresión, paciencia, orientación y apoyo durante estos casi 6 años, siendo un gran motor para ser mejor en todos los aspectos de mi vida, que sin duda me han permitido llevar a cabos varios proyectos, el principal, mi familia, que tanto amo , con mi hijo Chechencito, que día a día me hace ver la vida de la manera más sencilla a través de sus ojos y sus travesuras, me hace revivir a mi niño interior, lleno de deseos, sin miedos a explorar este mundo tan maravilloso, independientemente de sus adversidades y me enseña con sus actos inocentes el amor incondicional de un padre a su hijo. Los mega amo Karla y Gessencito Sal-Bra.

Le agradezco a mis padres Salustría Gómez y Gabrini Salmerón, por su amor incondicional, consejos, enseñanzas, amor por la vida, por los esfuerzos y sacrificios que tuvieron que hacer para poder darme la oportunidad de prepararme y tener una vida mejor, siempre estaré agradecido y espero la vida me de la oportunidad de recompensarles todo, los amo papás.

A todos y cada uno de mis maestros mil gracias, por sus enseñanzas académicas y de vida, por sus consejos, su tiempo, dedicación y conocimientos, muchas gracias

A mis amigos y colaboradores, por creer en este proyecto, por su tiempo, sugerencias y participación, muchas gracias.

CONTENIDO

NEURODESARROLLO NORMAL 7

DESARROLLO DEL LENGUAJE 16

HABILIDADES SOCIALES EN LA PRIMERA INFANCIA. 24

DEFINICIÓN DE TRASTORNO Y ESPECTRO 28

HISTORIA 31

ESTADÍSTICAS 37

FACTORES BIOLOGICOS 39

FACTORES GENÉTICOS 44

TEORIAS PSICOLOGICAS 51

MANIFESTACIONES Y EVOLUCION A LO LARGO DE LA VIDA 57

DIAGNÓSTICO 61

PRUEBAS DIAGNÓSTICAS 64

GRADOS DE TEA 69

COMORBILIDADES 72

MEDICAMENTOS 82

TRATAMIENTOS ALTERNATIVOS 86

MODELOS DE INTERVENCION 97

INTERVECIÓN EN EL LENGUAJE. 115

INTERVENCIÓN EN LA ESCUELA 125

TECNOLOGÍAS DE LA INFORMACIÓN Y LA COMUNICACIÓN 132

ACOSO ESCOLAR (BULLYNG) 136

ASPECTOS LEGALES 142

INCLUSIÓN 148

CALIDAD DE VIDA DEL TEA 152

El Trastorno del Espectro Autista TEA es considerado unos de los Trastornos del Neurodesarrollo con mayor impacto en la calidad de vida de quien lo padece y sus cuidadores, por tal motivo ha tomado gran interés en los últimos tiempos de la medicina, generando un sinfín de información científica, anecdótica y vivencial, que tiene como objetivo el mejorar esta calidad de vida, con menor fracaso posible.

Al paso de los años la ciencia ha avanzado, teniendo una visión mas clara sobre su causa, diagnóstico y tratamiento en múltiples enfermedades y trastornos sin embargo, el caso del TEA es muy particular, considero por dos factores importantes, el principal es que se diagnostica en niños y secundario , que a pesar de las investigaciones científicas , no tenemos aun claro cual es el mejor manejo médico o no médico y que alcances pueden tener con apoyo o sin apoyo las personas con TEA a lo largo de la vida, este factor incertidumbre, ha obligado a la sociedad la búsqueda por muchos métodos de alguna cura parcial o total, y ha generado una lucha incansable por parte de los padres, para darle lo mejor a los hijos que lo padecen.

Este libro surge y se escribe con el compromiso y la necesidad de brindar información científica, objetiva, clara con lenguaje sencillo para el lector sobre temas de interés relacionados con el TEA, desde su historia, definición, clasificación, pruebas de diagnóstico, tratamientos, tratamientos alternativos, métodos de intervenciones , etc., y generar un conocimiento mas claro que les permita tener la suficiente información para la toma de decisiones de los pacientes con TEA.

Este escrito por un grupo de colaboradores completamente relacionado con el TEA, teniendo como base, las dudas que realizan los familiares de los pacientes y los pacientes sobre este trastorno, tratando que estas queden resueltas, a partir un punto de vista científico.

Toda la información que se plasma en este libro quiere dejar de lado los estigmas y la mala información que rodea al TEA, esperando que sea de mucha utilidad para los familiares o cuidadores en el día a día para su manejo y atención, con la finalidad de mejorar de manera significativa la calidad de vida de las personas con TEA.

NEURODESARROLLO NORMAL

"Cerebro es igual a tiempo, como tiempo es igual a cerebro"

Anónimo

Dr. Gessen Salmerón Gómez

Para comprender el Trastorno del Espectro Autista TEA, considero es importante evaluar las características del Neurodesarrollo en el niño en especial de 0 a los 3 año, ya que es en esta edad es cuando más se realiza el diagnóstico de este trastorno. Siempre es muy importante conocer lo "normo-evolutivo" para poder identificar alguna alteración.

El desarrollo cerebral es un proceso muy complejo, dinámico y preciso, que inicia desde las primeras semanas del embarazo y continúa varios años después del nacimiento. El Neurodesarrollo esta directamente relacionado con la interacción entre el niño y el medio ambiente que lo rodea, que da como resultado el desarrollo de las funciones cerebrales y la formación de la personalidad. Teniendo esté contexto, se debe de considerar, que cada menor de 5 años tendrá un Neurodesarrollo diferente, sin embargo, existe una edad límite para realizar alguna función. Existen periodos críticos para el desarrollo cerebral normo-evolutivo, siendo la vida intrauterina y el primer año de vida.

La evaluación de los hitos (comportamientos o destrezas físicas) del desarrollo en el niño permite estimar que el desarrollo cerebral está ocurriendo dentro de un marco apropiado.

El Neurodesarrollo se evalúa en 4 áreas para fines prácticos; Motricidad que a su vez se subdivide en gruesa y fina, Sensorial- Cognitivo, Lenguaje y Conductual-Social, sabemos que existen múltiples tablas de evaluación, sin embargo, nuestro enfoque será mas relacionado al TEA

Desarrollo Motor.

El desarrollo motor involucra la adquisición progresiva de habilidades motoras que permiten mantener un adecuado control postural, desplazamiento y destreza manual. El control postural surge de una compleja interacción entre el sistema musculo-esquelético y nervioso, denominados en conjunto sistema de control postural.

El desarrollo motor grueso se produce en sentido céfalo-caudal (de la cabeza a los pies), y se refiere a los cambios de posición del cuerpo y la capacidad de control que se tiene sobre este para mantener el equilibrio, la postura y el movimiento, con lo cual se logra controlar la cabeza, sentarse sin apoyo, gatear, caminar, saltar, correr, subir escaleras, etc. El desarrollo motor fino se produce en sentido próximo distal (de la línea media del cuerpo hacia la periferia), y está relacionado con el uso de las partes individuales del cuerpo, como las manos; lo cual requiere de la coordinación óculo-manual para poder realizar actividades como coger juguetes, manipularlos, agitar objetos, dar palmadas, tapar o destapar objetos, agarrar cosas muy pequeñas, enroscar, hasta llegar a niveles de mayor complejidad como escribir1[1].

Existen factores reguladores del desarrollo motor como los de tipo endógeno o no modificables que son los genéticos y anatómicos (tamaño, forma), y los de tipo exógeno o modificables donde se encuentran la nutrición, el estado de salud, los factores psicológicos y los factores socioeconómicos, que influyen directamente en el Neurodesarrollo.

Sensorial-Cognitivo.

El desarrollo sensorial es la base del desarrollo cognitivo. Los procesos sensoriales son capacidades que nos permiten relacionarnos con el entorno. Recibimos la información a través de los receptores sensoriales que pueden ser visuales, auditivos o táctiles. Esta información se convierte en sensación para poder organizarla e interpretarla a través de otra habilidad denominada la percepción. Luego, trasmitiremos la información o daremos una respuesta ya sea mediante el llanto, la sonrisa, o la expresión de emociones. De esta forma nos vamos relacionando con nuestro mundo exterior e interior, ejerciendo un proceso que organiza mentalmente la información que recibe a través del sistema sensitivo, para resolver situaciones nuevas en base a experiencias pasadas. Si carecemos de estos estímulos o experiencias debido a múltiples factores como las carencias socio-familiares o, debido a una enfermedad neurológica, se verá afectado el desarrollo en todas sus áreas: motora, emocional, mental, afectiva o social[1].

Las estructuras básicas del desarrollo sensorial están en el cerebro desde antes del nacimiento. Es necesario perfeccionarlo, establecer redes conectivas a través de experiencias sensoriales, especialmente en los primeros meses de vida. Detectar la deficiencia sensorial es labor primordial del pediatra.

Lenguaje.

El lenguaje es un fenómeno cultural y social que usa símbolos y signos adquiridos, los cuales permiten la comunicación con los demás. Esta es una destreza que se aprende naturalmente y se convierte en pieza fundamental de la comunicación puesto que admite proyectar emociones, pensamientos e ideas en el tiempo y en el espacio. El lenguaje oral constituye el principal (y a veces el único) medio de información y cultura, por tanto, es un factor importante de identificación a un grupo social[2].

Para la adquisición apropiada del lenguaje, el niño requiere la integridad de los órganos de la respiración (pulmones, músculos costales y el diafragma, necesarios para la emisión de sonidos); de los órganos de la fonación (laringe y las cuerdas vocales, que se emplean en la producción de la voz); los órganos de resonancia (faringe, boca y fosas nasales, que modulan el tono de los sonidos), y de los órganos de la articulación (paladar, lengua, mandíbulas, labios y dientes) que modularán el tono de la voz.

El desarrollo del lenguaje dependerá de la interacción de diferentes factores, entre los cuales se encuentran las relaciones afectivas e intelectuales del niño, quien debe sentirse emocionalmente seguro y lingüísticamente

---

[1] Salgado P. Desarrollo motor normal. Análisis desde el enfoque del Neurodesarrollo, Santiago de Chile: Universidad de Chile; 2007

[2] Huanca Payehuanca D. Desarrollo del lenguaje. Rev Peru Pediatr. 2008;61(2):98-104

estimulado; la personalidad del niño y de los adultos que lo rodean; la maduración biológica (del sistema nervioso, auditivo, aparato fonador e inteligencia), y de los propios procesos de aprendizaje.

Pocos conocemos la secuencia de desarrollo social y del lenguaje, lo que motiva que muchos niños con retraso en estas áreas sean referidos después de los dos años, lo cual implica la pérdida del período crítico para el desarrollo social y del sistema auditivo y del habla, que está comprendido entre los 6 y 24 meses de edad. Finalmente, debemos recordar que la participación del lenguaje en el aprendizaje pedagógico es tan fundamental, que cualquier limitación en su adquisición tiende a afectar la capacidad del aprendizaje escolar [2].

En el niño podemos reconocer las siguientes formas de lenguaje: el lenguaje gestual, con recepción por la vía visual y emisión a través de gestos o muecas faciales y manuales (de 0 a 12 meses); el lenguaje verbal, con recepción por vía auditiva y emisión a través del habla (de 1 a 5 años), y el lenguaje escrito, con recepción visual por medio de la lectura y emisión a través de la escritura (más allá de los 5 años)[3].

Debido a la importancia de esta área en el TEA se abordará un capítulo específico más adelante.

Conductual-Social.

El desarrollo de la conducta social y emocional en un niño es de vital importancia los primeros años de vida, influenciada por el ambiente que rodea al ser humano, permite establecer lazos sentimentales con familiares, de convivencia con compañeros y de integración con su sociedad. el ser humano desde que nace tiene preestablecida esta función, la cual es activa, dinámica y necesaria para vivir [4].

La socialización es un proceso continuo multidireccional con el ambiente y las diferentes expresiones emocionales y conductuales del ser humano. Se establecen redes sociales en diferentes contextos y con múltiples objetivos, esto permite cubrir las necesidades para su desarrollo.

Los padres suelen ser los principales agentes de socialización, junto a los demás niños y personas de su primera etapa de educación.

Debido a la importancia de esta área en el TEA se abordará también en un capítulo específico más adelante.

Se agrega una tabla de la escala de Desarrollo Psicomotor de Gesell de los 3 primeros años donde viene de forma puntal las diferentes habilidades a realizar conforme a la edad. Se consideró los 3 primeros años por la implicación para el diagnóstico oportuno del TEA.

Anexo I Escala de Neurodesarrollo de Gesell de los primeros 3 años de vida.

1 mes:

Motor: Actitud de reflejo-tónico-cervical en el estado de vigilia. A veces manifiesta reacciones bruscas enderezando momentáneamente la cabeza y extendiendo las cuatro extremidades. Otras veces agita el aire con movimientos de molinete más o menos simétricos, de los brazos.

[3] Artigas J, Rigau E, García-Nonell K. Trastornos del lenguaje. AEP: Protocolos de actualización 2008, 24:178-84.
[4] Trickett,E J. Community Psychology: Individuals and interventions in Community Context. Annual Review of Psychology, 2009, 60,395-419 .

Sensorial Cognitiva: Los músculos más activos y eficientes son: los de la boca y los de los ojos. el más ligero toque en la región de la boca hará que cierre los labios o los frunza; también hará con la cabeza ademan de buscar algo especialmente si tiene hambre. Reflexivo, deliberado o consciente, esto representa una forma de conducta adaptativa. El control sobre los doce pequeños músculos que mueven y fijan los globos de los ojos se va haciendo mayor durante el periodo neonatal; le complace permanecer con la vista inmóvil durante largos ratos, ocasionalmente contempla por separado las masas de grandes dimensiones.

Lenguaje: Presta gran atención a los sonidos o sea tiene una Fijación auditiva. Salvo por el llanto, casi no efectúa articulación alguna, su carácter e intensidad varían según las causas y circunstancias. Sus vocalizaciones son pobres y faltas de expresión, pero mira y produce ruidos guturales, precursores del balbuceo.

Conductual-Social: Fija la vista transitoriamente en el rostro que se inclina dentro de su campo visual. Una mirada breve y atenta es el principal signo de reacción social. Puede realizar una respuesta comparable a la voz humana, tiende a calmarse cuando lo alzan y cuando esta calentito y arropado. Este tipo de respuesta táctil y sensación de protección debe asentarse como un precoz elemento genético de valor social.

meses:

Motor: El reflejo-tónico-cervical disminuye. La cabeza, brazos y manos desarrollan más movimientos. Los seis pares de músculos foto trópicos de los ojos han progresado, debido a una creciente red de conexiones neurales. Control de la cabeza, le gusta mirar. adaptativamente a su alrededor.

Sensorial Cognitiva: Su capacidad perceptual ha progresado prodigiosamente, hay fijación en la mirada

Lenguaje: Balbucea, cóclea, runrunea, hace gorgoritos y ríe.

Conductual-Social: Reconoce el rostro, las manos y la voz de la madre y otros familiares que lo atienden. Es capaz de sonreír vivamente al contacto social y de ponerse serio a la vista de un extraño. Su goce sobrepasa, probablemente, la satisfacción de un triunfo a atlético, cuando consigue dominar casi completamente el equilibrio de la cabeza.

7 meses:

Motor: Se encuentra en una etapa intermedia en el camino del completo dominio de la posición erguida. Se sienta sin ayuda, pudiendo mantener erguido el tronco, quizás hasta un minuto entero. Bilateralidad motriz (pasamano). La acomodación ocular se haya más avanzada que la manual.

Sensorial Cognitiva: Ojos y manos funcionan en estrecha interacción, reforzándose y guiándose mutuamente. Inspecciona y manipula objetos. No se trata de una recepción pasiva. Es adaptabilidad dinámica combinada con búsqueda utilitaria.

Lenguaje: Chilla y cacarea. Vocalización de vocales, consonantes y hasta sílabas y diptongos.

Conductual-Social: es relativamente reservado. Habiendo adquirido tan notable dominio de ojos, cabeza, boca, brazos y manos, no dispone de mucho tiempo para los espectadores. Experimenta un intenso placer en el ejercicio de sus flamantes facultades neuromotrices. Es capaz de utilizar un solo juguete largo rato. El está continuamente aprendiendo el contenido social elemental de los sucesos domésticos, seria en función, del valor que ellos entrañan para él.

10 meses

Motor: Las avanzadas más distantes del centro del organismo empiezan a ser incorporadas así sistema nervioso en expansión: punta de la lengua, yemas de los dedos y dedos de los pies. Las piernas ya sostienen el peso total del cuerpo; pero el equilibrio independiente no llegara hasta finalizar el año. El equilibrio de la posición sedente es perfectamente dominado. Gatea, la presión ostenta nuevos refinamientos, el pulgar e índice, revelan una movilidad y extensión especializada para hurguetear, revolver y arrancar.

Sensorial Cognitiva: Nuevos refinamientos en la mecánica de la masticación y de la manipulación. Los labios demuestran mayor adaptación al acercarse al borde de una taza y la lengua coopera con mayor eficacia en la regulación o expulsión de un bocado. Es capaz de coger una miga con presión en forma de pinza. El dedo índice despliega gran actividad palpando y explorando. Realiza nuevos descubrimientos en la tercera dimensión y en el aspecto táctil de las cosas.

Lenguaje: La expansión a distancia de la red neuromotriz, comienza a incorporar tanto los músculos accesorios del habla como los de la masticación. Aparición del blu-blu. Tiende a imitar ademanes, gestos y sonidos, responde a su nombre, y hasta entiende el "no, no". Posee una o dos palabras en su vocabulario articulado.

Conductual-Social: Duerme toda la noche. Come las galletitas por si mismo, y sostiene la mamadera solo. Le gusta tener gente a su alrededor. Efectúa saludos y juegos con las manos. Reconocimiento ante el espejo. Timidez ante un extraño.

12 meses

Motor: Gatea. Se levanta y se desplaza de costado agarrándose de algún sostén. Su modo de prensión o pinza se acercan a la destreza del adulto. La prensión o pinza fina es hábil y precisa y casi la facultad de soltar las cosas voluntariamente.

Sensorial Cognitiva: Apreciación de las formas y los números. Empieza a medir el espacio y es capaz de poner un objeto sobe otro momentáneamente, esto deriva en la construcción de torres y en el rudimento genético de la numeración. Su orientación manual a las relaciones espaciales le permite, mediante la adaptación de sus manipulaciones, sacar una bolita de un frasco torpemente. Su conducta adaptativa refleja una nueva sensibilidad para los modelos imitativos.

Lenguaje: Escucha las palabras con mayor atención y repite las palabras familiares, bajo la influencia de la repetición e imitación. Ha agregado dos o tres palabras a su vocabulario y trata de atraer su atención no con palabras sino por medio de toses o chillidos.

Conductual-Social: Es el centro de atención en el seno de la familia. Repite las acciones que le han sido festejadas. Por estas situaciones comienza a sentir su propia identidad, que habrá de convertirse en el núcleo de un creciente sentido de la personalidad. Es capaz de sentir; miedo, enojo, afecto, celos, ansiedad y simpatía. Puede tener un dotado sentido estético. Reacciona frente a la música. Posee un primitivo sentido del humor. Se vuelve mas independiente. Revelan una considerable perceptividad de las emociones de los demás y una creciente capacidad sobre influir sobre estas emociones o adaptarse a ellas

18 meses

Motor: Dominio parcial de sus piernas. Avanzan velozmente. Mayor soltura al sentarse y pueden treparse a una silla, pueden subir las escaleras con ayuda y bajarse por sucesivas sentadas en cada escalón o gateando hacia atrás. Arrastra un juguete mientras camina. Coloca un cubo sobre otro, su soltar es brusco y exagerado. El codo es mas diestro, lo que permite volver las hojas de un libro.

Sensorial Cognitiva: Tiene una percepción discriminatoria entre espacio y forma. Da muestras de un naciente sentido del arriba y de la verticalidad, así como del continente y lo contenido. Domina incontables relaciones geométricas del medio físico que lo rodea. Señala dibujos y si se le ordena verbalmente se señala la nariz, el ojo o el pelo. Adquiere el sentido de finalidad.

Lenguaje: Comprensión y comunicación. Percibe y comunica a los demás una alta gama de estados emocionales. Gran parte de su expresividad emocional es altamente egocéntrica. Sus vocalizaciones apenas comienzan a tener implicación social. Palabras más frecuentes y diversas, se jacta de un vocabulario de diez palabras bien definidas.

Conductual-Social: Reclama lo mío y distingue entre tu y yo. Le agrada el juego espontaneo y ensimismado y las excursiones locomotrices. Aun cuando es independiente en sus juegos, puede llorar si un compañero se va o seguirlo. Le gusta hacer pequeños mandados en la casa. Reacio a los cambios de rutina y a toda transición brusca. No le llega ni las disciplinas severas ni los retos, ni la percepción verbal. El sentimiento de culpa no existe o es sumamente rudimentario, empieza a adquirir el control voluntario de sus esfínteres. Reproduce mas perfectamente lo que ve.

2años

Motor: Mentalidad motriz, la mayor parte de sus satisfacciones y las mas características son de orden muscular, y así disfruta enormemente la actividad motriz gruesa. Importantes progresos en materia de control postural, posee rodillas y tobillos mas flexibles y un equilibrio superior y puede correr, no necesita ayuda para subir y bajar escaleras (usa los dos pies por cada escalón) puede saltar desde el primer escalón sin ayuda adelantando un pie al otro en el salto. Si se le ordena puede acercarse a una pelota y patearla. Se deleita con el juego fuerte y de revolcones tanto solitario como en respuesta a estímulos. Tiene tendencia a expresar sus emociones de alegría bailando, saltando, aplaudiendo o chillando o riéndose de buena gana. Menea el pulgar y mueve la lengua. Mastica automáticamente. Da vueltas una por una las paginas de un libro, con control modulado y un soltar mas perfecto. Construye torres de 6 cubos. Cortar con tijera y ensarta cuentas con una aguja. Retiene el vaso con una sola mano.

Sensorial Cognitiva: Progreso real en el terreno de la atención. Ha ampliado la capacidad de acción de su memoria. La conducta perceptual e imitativa demuestra un discernimiento más fino. Reconoce muchas figuras y empieza a hacer distinción entre lo blanco y lo negro. No hay discriminación de color. Tiene sentido de la unidad como puesta a muchas o más. Estrecha interdependencia entre el desarrollo mental y el motor. Interpretación de lo que ve y lo que oye. Su conducta adaptativa se haya canalizada y delimitada por las líneas estructurales ya maduras o en maduración de su sistema neuromotor. Empieza a imitar lo trazos horizontales y construir hileras horizontales de cubos. Ser pensante.

Lenguaje: Habla articulada en creciente actividad. Bulle con palabras, puede poseer de mil palabras, pero en algunos casos dispone de unas pocas. Su jerga se desvanece casi completamente, aunque bajo la influencia de una fuerte excitación cuando tiene que comunicar una gran noticia puede mezclar la emoción con las palabras. Utilización de sustantivos y pronombres predominan en su vocabulario y los adverbios, adjetivos y preposiciones, se hallan en minoría. Inclinación al llamársele por su nombre. El soliloquio se ha convertido en canto (reflexión que se realiza en voz alta y muchas veces a solas). Escuchando adquiere cierto sentido de la fuerza descriptiva de las palabras. Su comprensión no depende del vocabulario, sino de cierta madurez neuromotriz que será la que le hará usar las palabras adecuadas en el lugar preciso. Usa palabras aisladamente, en frases y en combinaciones de tres o cuatro, a manera de oraciones, pero ni piensa ni habla en párrafos.

Conductual-Social: Usa la palabra mío, manifestando un interés por la propiedad de cosas y personas. Cuando ve su imagen en el espejo, se nombra. La madre todavía forma gran parte de sí mismo. Cuando juega con otros niños se reconoce y se vuelve principalmente sobre sí mismo. Sus contactos con otros compañeros son casi exclusivamente físicos, pues los contactos sociales son escasos y breves. No es fácil de persuadir y obedece a sus propias iniciativas. Ha adquirido un alto grado de conformidad con las convenciones domésticas. Ayuda a vestirse y a desvestirse. Utiliza la cuchara sin derramar demasiado. Si se lo levanta durante la noche no moja la cama, realiza una distinción verbal entre las funciones urinarias e intestinales. Su conciencia del grupo familiar se manifiesta de diferentes maneras. A veces esconde los juguetes para asegurarse que podrá usarlos más tarde. Demuestra cariño espontáneamente por propia iniciativa. Obedece los encargos domésticos y simples. Las contraindicaciones en la conducta personal-social tienen su origen en el hecho de que éste se halla en vías de transición desde un estado presocial a otro más socializado. Oscila entre la dependencia y la reserva. Sus negativismos y sus ambigüedades se deben a los mismos factores que crean la confusión en el uso y aplicación de los pronombres. Todavía no ha alcanzado a realizar una completa distinción entre él y los demás. Penetra más profundamente en el medio cultural. Sea varón o mujer, la criatura se siente inclinada a dramatizar la relación madre hijo, por medio de muñecas u otras formas cualesquiera. Está empezando a comprender esta relación, lo que significa qu él mismo se está convirtiendo en algo separado de su madre.

3 años

Motor: Le gusta la actividad motriz gruesa. Se entretiene con juegos sedentarios por durante periodos más largos, le atraen los lápices y se da a una manipulación más fina del material de juego. Tanto en el dibujo espontáneo como en el dibujo imitativo, muestra una mayor capacidad de inhibición y delimitación del movimiento. Sus trazos están mejor definidos y son menos difusos y repetidos. Construye torres de nueve o diez cubos. Mayor dominio de la coordinación en la dirección vertical se debe a la maduración de un nuevo equipo neuromotor. Puede doblar un pedazo de papel a lo largo y a lo ancho, pero no en diagonal. Es de pies más seguros y veloces. Su correr es más suave, aumenta y disminuye la velocidad con mayor facilidad, da vueltas más cerradas y domina las frenadas bruscas. Puede subir las escaleras sin ayuda, alternando los pies. Puede saltar del último escalón con los dos pies juntos. Pedalea un triciclo. En su andar hay menos balanceos y vacilaciones; ya está más cerca del dominio completo de la posición erguida, durante un segundo o más puede pararse en un solo pie.

Sensorial Cognitiva: En discernimiento, la conducta de tres supera, por mucho, la de dos. Sus discriminaciones, sean manuales, perceptuales o verbales, son más numerosas y categóricas. tiene un nuevo sentido del orden y arreglo de las cosas y aun del aseo. Aunque de ordinario no sabe señalar colores, tiene sentido de la forma. Es capaz de hacer corresponder las formas simples e inserta con facilidad un circulo, un cuadrado o un triángulo en los tres agujeros correspondientes de la tabla de formas, aun hallándose en posición invertida. Sus estímulos visomotores más finos no son todavía lo bastante fuertes para permitirle copiar una cruz modelo. Constituye un estado de transición en el cual empiezan a tener lugar muchas individualizaciones perceptuales. Continuamente nombra las cosas, con un aire de juicio incisivo. Estas expresiones frecuentemente repetidas indican un proceso de clasificación, identificación y comparación. Esta capacidad de reorientación índica una organización mental más fluida, correlacionada quizá con la mayor flexibilidad de sus manipulaciones y su tendencia empírica más desarrollada. La fluidez del juego motor es más característica que la reacción totalizada.

Lenguaje: Utiliza frases. Difieren y uso de las palabras. Estas están separadas del sistema motor grueso y se convierten en instrumentos para designar preceptos, conceptos, ideas, relaciones. El vocabulario aumenta rápidamente. Las palabras se hallan en etapas de desarrollo muy desiguales, algunas son meros sonidos sometidos a prueba experimental, otras tienen un valor musical o humorístico y otras, por el contrario, son portadoras de un significado bien preciso. El soliloquio y el juego dramático, que tanto le complacen, tienen por fin ese proceso de maduración, incubando palabras, frases y sintaxis. El niño es actor y locutor y pone sus representaciones al servicio del lenguaje. Equilibrio más lábil, esto le permite hacer seguir la acción a la palabra y a la palabra a la acción en su monólogo. Pero las palabras también van hacia él, y mientras aprende a escuchar, escucha para aprender.

Conductual-Social: Él sabe con claridad que él es persona y que nosotros somos personas. Es capaz de negociar transacciones recíprocas. Son típicos su fuerte deseo de agradar y la docilidad con que se aviene a la gran mayoría de las exigencias del examen mental. Él mismo usa palabras para expresar sus sentimientos, sus deseos y aun sus problemas. Presta oído atento a las palabras y las indicaciones surten efecto. Sus estallidos emocionales por lo común son breves; pero puede experimentar una ansiedad prolongada y es capaz de celos. Los celos agudos pueden hacer que el chico se revuelque por el suelo, chille y patalee. La aparición de un rival bajo la forma de un hermanito puede despertar violencia angustia y sensación de inseguridad. Existe una cualidad fragmentaria y pasajera en sus reacciones emocionales. Habla mucho consigo mismo. Proyecta su propio estado mental sobre los demás. Capta las expresiones emocionales de los otros. Su deseo de agradar y adaptarse lo familiariza con lo que el medio social espera de él. Su mimetismo dramático viene a cumplir la misma finalidad. Manifiesta un interés creciente por el juego con otros niños. Ya ha empezado a comprender lo que significa esperar cada uno su turno. Se halla bien acomodado a las exigencias normales de la vida hogareña. Se alimenta solo. Derrama muy poco y puede servirse agua de una jarra. Demuestra mayor interés y habilidad para vestirse y desvestirse. Empieza a dormir toda la noche sin mojarse. Su lenguaje da múltiples pruebas de su adecuación al apremio cultural. Muchas veces hace a los adultos preguntas cuyas respuestas ya conoce. Ha empezado a superar las trabas de la infancia. Las palabras empiezan a ser aceptadas, también, como medio de cambio. Esto torna su conducta más sociable. Existen problemas de auto-orientación. Si constitucionalmente es inevitable y si su modo de crecimiento presenta fluctuaciones amplias y erráticas, será en este momento cuando se hará presente la falta de adaptación del niño.

DESARROLLO DEL LENGUAJE

"No entendía como las personas hablaban entre sí. Me sentí como un extraterrestre: no tenía más idea de cómo comunicarme con las personas, de la que tendría un ser procedente de otro mundo".

Sean Barron

Lic. TLA y A. María Leonor Ruiz López.

En el desarrollo global del individuo, el lenguaje es sólo un aspecto más y corre paralelo con su Neurodesarrollo. Este complejo proceso se lleva a cabo a través del control de la actividad sensitivo-motora, el desarrollo del aparato auditivo, desarrollo del pensamiento en su esfera consciente y de aprendizaje, como en lo inconsciente y el desarrollo social-afectivo[1].

Se define al Lenguaje como un conjunto de normas compartidas que permiten a la gente expresar sus ideas de modo lógico. Es un hecho social que se desarrolla a través de las interacciones del individuo dentro de una comunidad. Se puede decir que es una herramienta única del ser humano, aunque los animales tienen su forma de comunicación, no podemos hablar de que se traba de lenguaje.

Se divide en dos: expresivo (la manera en la cual comunicamos) y receptivo (todo lo que se entiende).

El lenguaje oral es un sistema reglado, muy complejo. Permite un intercambio de informaciones a través de un determinado sistema de codificación. Su desarrollo es el resultado de la interacción entre las bases biológicas, el entorno físico y social que rodea al niño[2].

Cuando nos referimos al lenguaje, siempre creemos que solo conlleva el habla o que el niño hable bien, pero revisaremos cada área implicada en el mismo[3].

La comunicación es el acto de transmitir y recibir el mensaje, en una situación concreta denominada contexto, mediante un código común y a través de una vía o canal. Se ejerce a través de gestos, expresiones faciales, corporales, táctiles, olfativas y gustativas complementando o no la vía verbal.

La voz, el habla y el lenguaje son las herramientas que utilizamos para la comunicación[4].

a) La voz, es el sonido que hacemos cuando el aire de los pulmones pasa a través de los pliegues vocales en la laringe haciéndolos vibrar.

---

[1] Desarrollo de la comunicación y del lenguaje: indicadores de preocupación. (2006). *Revista Pediatría de Atención Primaria, VIII*(32), 111-125. Recuperado de https://www.redalyc.org/pdf/3666/366638693012.pdf

[2] Bosch Galceran , I. (1983). El desarrollo fonologico infantil: una prueba para su evaluacion. *Anuario de psicología Num. 28 1983, 28*(1983), 1-30. Recuperado de http://diposit.ub.edu/dspace/bitstream/2445/121447/1/085359.pdf

[3] Hartnett, J. K., MS, & CCC-SLP. (2019). *Retraso en el desarrollo del habla o del lenguaje.* Recuperado de https://kidshealth.org/es/parents/nottalk-esp.html

[4] Asociación Americana del Habla, Lenguaje y Audición (ASHA). (s. f.). ¿Qué es el Lenguaje? ¿Qué es el Habla? Recuperado 20 de abril de 2020, de https://www.asha.org/public/speech/development/que-es-el-lenguaje/

b) El habla, es la acción de hablar. Incorpora la coordinación de acciones musculares de la lengua, los labios, la quijada y el tracto vocal para producir los sonidos que constituyen el lenguaje.

En el desarrollo del lenguaje, se distinguen dos etapas: prelingüística y lingüística.

a) Etapa Prelingüística: Es la etapa en la cual el niño se prepara adquiriendo una serie de conductas y habilidades a través del Espacio de Relación. Es básicamente la interrelación entre el niño, el adulto, y lo que se genera entre ellos, desde cómo se adapta e integra a los estímulos dados por el medio. Cómo busca, cómo interactúa, cómo se contacta, Si comparte estados afectivos, si comparte conductas con otro por ejemplo mirar entre los dos un tercer elemento o persona compartiendo así los significados. Todo lo anterior garantiza en el niño la Reciprocidad fundamental en la génesis de los precursores del lenguaje.

b) Etapa lingüística: Aproximadamente cerca del año de edad comienza la etapa lingüística, es decir el niño integra el "contenido" (idea) a la "forma" (palabra) para un objeto determinado o persona determinados. Ya hay signos de que comprende algunas palabras y órdenes sencillas: "muestra los ojos", "¿Dónde está la pelota?". Es capaz de caminar cuando se le sujeta con una mano, se sienta por sí mismo en el suelo y coge con la boca objetos cuando está parado. En esta etapa el niño descubre un mundo nuevo debido a que tiene la posibilidad de desplazarse en forma independiente, explorar objetos, aumentando sus contenidos mentales.

Debido a la importancia que tiene el desarrollo del lenguaje en el diagnóstico del Trastorno del Espectro Autista se anexa la siguiente tabla con las diferentes etapas a cumplir, de acuerdo con la edad.

Prelingüística.

0-3 meses.

- Reacciona a los sonidos.
- Sonríe cuando le hablan. Reconoce voz (materna) y si está llorando se calma al oírla.
- Si lo están alimentando, comienza o para, en respuesta a un sonido (familiar principalmente).
- Balbucea o emite sonidos agradables
- Llora de modo especial, según la necesidad que tenga. Sonríe cuando ve personas cotidianas.

4-6 meses.

- Sigue los sonidos con los ojos
- Responde a los cambios en el tono de su voz.
- Reconoce objetos que producen sonidos.
- Presta atención a la música. Balbucea y usa una gran variedad de sonidos, incluso los que comienzan con "pa", "ba" y "mi".
- Se ríe con intención cuando algo le agrada o le parece gracioso

- Balbucea cuando está emocionado o triste.
- Hace sonidos de gorgoteo cuando está solo o jugando con usted.

7-11 meses.

- Le gusta aplaudir y jugar a esconderse.
- Búsqueda de donde provienen los sonidos.
- Escucha cuando se le habla. Entiende las palabras de las cosas comunes.
- Responde a lo que se le pide ("ven"). Balbucea grupos de sonidos largos y cortos (/m/p/b/).
- Balbucea para llamar la atención y mantenerla.
- Se comunica usando gestos o movimientos. Imita diferentes sonidos del habla.
- Para el primer año, dice una o dos palabras cortas.

Lingüística.

1-2 años.

- Conoce varias partes del cuerpo y puede señalarlas.
- Sigue órdenes simples y entiende preguntas simples.
- Disfruta de cuentos, canciones y rimas breves.
- Señala los dibujos en un libro si se le pregunta.
- Adquiere nuevas palabras constantemente.
- Hace preguntas usando una o dos palabras.
- Junta dos palabras.
- Usa diferentes sonidos de consonantes al comienzo de las palabras.

2-3 años.

- Usa una palabra para casi todo.
- Realiza oraciones de dos o tres palabras para hablar.
- Usa estos sonidos: "g", "f" y "s".
- Habla de modo que se hace entender por los miembros de la familia y amigos.
- Se apoya mucho de señas.
- Nombra los objetos para pedirlos o para que se les preste atención.

3-4 años.

- Escucha cuando lo llaman desde otro lugar.
- Oye el televisor o la radio al mismo volumen que otros miembros de la familia.
- Contesta cuando le preguntan, "¿quién?", "¿qué?", "¿dónde?" y "¿por qué?".

- Habla sobre lo que hace en la escuela o en otras casas.
- Usa oraciones con cuatro o más palabras.
- Habla fácilmente sin tener que repetir sílabas o palabras.

4-6 años.
- Mantiene atención a un cuento corto y contesta preguntas simples sobre éste.
- Escucha y entiende la mayoría de lo que se le dice.
- Descripciones. Relata cuentos manteniéndose en el tema.
- Se comunica fácilmente con otros niños y adultos.
- Dice la mayoría de los sonidos correctamente, a excepción de unos pocos ("g", "f", "s", "r", "l", "r*") y trabadas
- Usa palabras que riman. Nombra algunas letras y números. Usa gramática de adultos.

La articulación es la última etapa en el desarrollo de lenguaje, es la manera en que se produce los sonidos. La pronunciación correcta, clara, y distintiva de una vocal, consonante o de las palabras, está relacionada con la correcta posición y coordinación de los órganos generadores de la voz y el habla (fonoarticuladores)[4].

El fonema se considera como la unidad fonológica mínima del lenguaje oral, ya que se trata de los sonidos del habla que permiten diferenciar entre las palabras de una lengua. Por ejemplo: /t/ y /l/ en pata y pala, /a/ y /o/ en sal y sol, /r/ y /m/ en toro y tomo, etc.

El desarrollo de los fonemas se observa a continuación por edad, de acuerdo con la información recabada con Laura Bosch[2].

- 2 años: sonidos vocálicos (/A/O/U/E/I/)
- 3 años: diptongos (/ia/io/ie/uo/ua/ue/) sonidos consonánticos (/m/n/ñ/p/b/k/g/t/l/f/j/s/ch/)
- 4 años: sonidos consonánticos (/r/l/d/y/) sinfones o trabadas (/fl/pl/bl/cl/gl/)
- 5 años: diptongos (/eu/ei/au/oi/iu/ui/) sonidos consonánticos (/r*/s/) sinfones y trabadas (/br/fr/pr/cr/gr/tr/dr/)
- 6 años: sonidos consonánticos (/r*/r/)

Características del Lenguaje en el TEA

La comunicación social es uno de los dos ejes que definen los síntomas del TEA y las habilidades pragmáticas se van a ver afectadas de manera sistemática. Sin embargo, se registra una gran variabilidad en los niveles lingüísticos estructurales entre los TEA.

Los signos clínicos tempranos pueden incluir desde retraso en algunos patrones del desarrollo (grafica antes mencionada) a otros síntomas subjetivos, como pueden ser el contacto visual o la reciprocidad emocional con los cuidadores[5].

Los síntomas pueden ser malinterpretados o clasificados incorrectamente como retraso del desarrollo o trastornos inespecíficos del comportamiento o del lenguaje.

Las alteraciones que se evidencian en el niño con autismo están centradas en dos focos[6]:

- La dificultad en el lenguaje expresivo y comprensivo, que altera el desempeño social.
- La presencia de intereses o actividades muy restringidas que afectan su comportamiento.

En los niños con estos trastornos, la habilidad para comunicarse varía y su uso de lenguaje depende de su desarrollo intelectual y social. Algunos niños con estos trastornos no pueden comunicarse usando el habla o lenguaje, y algunos podrían tener habilidades muy limitadas de lenguaje. Otros tienen un vocabulario amplio y pueden hablar sobre temas específicos con mucho detalle. Muchos tienen problemas con el significado y el ritmo de las palabras y frases. Además, es posible que no puedan entender el lenguaje corporal y el significado de los diferentes tonos de voz. En conjunto, estas dificultades afectan la capacidad de los niños con estos trastornos de interactuar con los demás, especialmente con los niños de su misma edad[6].

Las alteraciones comúnmente observadas en la comunicación de las personas con TEA se caracterizan por lo siguiente[6]:

- Retardo notorio en el desarrollo del lenguaje.
  - Muchos niños con estos trastornos desarrollan ciertas habilidades del habla y del lenguaje que no corresponden al nivel normal y su progreso generalmente es desigual.
  - Tienen dos años y no hablan, no realizan oraciones, su vocabulario expresivo es muy limitado (menos de 100 palabras).
- Sonidos o balbuceos para comunicación.
  - "tatatata" "aja". (para todo se refieren con el mismo balbuceo).
- Lenguaje repetitivo o ecolalia.
  - Pueden decir cosas carentes de sentido o fuera de contexto ya que se centran en su sonoridad. Suelen repetir continuamente una misma idea, palabra o sonido.
  - Algunos niños con un trastorno del espectro autista hablan en un tono de voz más alto o con una voz musical o una voz mecánica como de robot. Otros usan frases hechas para iniciar una conversación.
- Patrón desigual del lenguaje.

[5] Adapted from Autism Spectrum Disorders: What Every Parent Needs to Know (Copyright © American Academy of Pediatrics 2012). (2019). ¿Cuáles son los síntomas tempranos del autismo? Recuperado de https://www.healthychildren.org/Spanish/health-issues/conditions/Autism/Paginas/early-signs-of-autism-spectrum-disorders.aspx
[6] Bonilla, M. F., & Chaske, R. (2016). Trastorno del espectro autista. *CCAP, 15*(1), 19-29. Recuperado de https://scp.com.co/wp-content/uploads/2016/04/2.-Trastorno-espectro.pdf

- Aprenden con facilidad el vocabulario relacionado con un área determinada que sea interesante para ellos, pero les resulta complicado aprender vocabulario vinculado a otras esferas que no les motivan.
- Lenguaje extraverbal pobre.
  - Falta de expresión.
- Agnosia auditiva verbal.
  - Incapacidad para descodificar el lenguaje recibido por vía auditiva y no se compensa con un esfuerzo para comunicarse mediante elementos no verbales.
- Síndrome fonológico-sintáctico.
  - Pobreza semántica y gramatical acompañada de una vocalización deficiente.
- Síndrome léxico-sintáctico.
  - Incapacidad de recordar la palabra adecuada al concepto o a la idea.
- No respeta turno de la palabra.
  - Cuando entabla una conversación constantemente está interrumpiendo o no deja hablar a la otra persona,
- No logra iniciar una conversación.
  - No logra comunicar lo que siente o lo que le pasa. No hay una intención comunicativa.
- No entiende lenguaje figurado, albur, doble sentido, sarcasmo, etc.
  - Es común que los niños con un trastorno del espectro autista no puedan hacer gestos (como señalar un objeto, por ejemplo) para dar significado a lo que dicen.
  - El lenguaje tanto receptivo como expresivo es totalmente literal para ellos.

Los signos de alarma que podemos observar en un niño son los siguientes:

- No señala cosas para indicar sus necesidades ni comparte cosas con los demás.
- No dice palabras sueltas a los 16 meses.
- Repite exactamente lo que otros dicen sin comprender el significado (generalmente llamado repetición mecánica o ecolalia).
- No responde cuando lo llaman por su nombre, pero sí responde a otros sonidos (como la bocina de un automóvil o el maullido de un gato).
- Se refiere a sí mismo como "tú" y a otros como "yo", y puede mezclar los pronombres.
- Con frecuencia no parece querer comunicarse.
- No comienza ni puede continuar una conversación.
- No usa juguetes ni otros objetos para representar a la gente o la vida real en los juegos simulados.
- Puede tener buena memoria, especialmente para los números, las letras, las canciones, las canciones publicitarias de la televisión o un tema específico.
- Puede perder el lenguaje u otros logros sociales, generalmente entre los 15 y 24 meses (que con frecuencia se denomina regresión).

Por edad se puede observar las siguientes diferencias entre un niño normo evolutivo y un niño con TEA[7]:

- A los 12 meses.
    - Un niño con desarrollo típico voltea su cabeza cuando oye su nombre.
    - Un niño con TEA puede que no voltee a mirar, incluso después de repetir su nombre varias veces, pero sí response a otros sonidos.
- A los 18 meses.
    - Un niño con retrasos del habla, señala con el dedo, hace gestos o expresiones faciales para compensar por su falta de habla.
    - Un niño con TEA puede no hacer intentos para compensar su retraso del habla o puede limitarse a hablar imitando o repitiendo lo que oye en la televisión o lo que acaba de oír.
- A los 2. 4 meses.
    - Un niño con desarrollo típico trae un imagen o fotografía para mostrarle a su madre y comparte la alegría que le causa con ella.
    - Un niño con TEA puede traer un frasco o envase de burbujas de jabón para que se lo abra, pero no hace contacto visual con su madre o muestra alegría de jugar juntos.
- A los 3 años o 36 meses.
    - Baja respuesta a las llamadas (requerimientos verbales) de los padres o adultos, o a otros reclamos, aunque existen evidencias de que no hay sordera.
    - Dificultades para establecer o mantener relaciones en las que se exija atención o acción conjunta.
    - Escasa atención a lo que hacen otras personas, en general.
    - Retraso en la aparición del lenguaje que no es sustituido por otro modo alternativo de comunicación.
    - Dificultades para entender mensajes a través del habla.
- A los 4 años o 48 meses.
    - Pocos elementos de distracción y los que existen pueden llegar a ser altamente repetitivos y obsesivos.
    - Dificultades para soportar cambios dentro de la vida cotidiana, por ejemplo, en los horarios o en los lugares en los que se hacen determinadas actividades, etc.
    - Alteraciones sensoriales reflejadas en la escasa tolerancia a determinados sonidos, olores, sabores, etc., y que afectan a hábitos de la vida como la alimentación, el vestido, etc.
    - Escaso desarrollo del juego simbólico o del uso funcional de objetos.
- A los 5 años o 60 meses.
    - Dificultades para compartir intereses o juegos con otros niños y niñas.
    - Falta de habilidad para la comprensión de "su papel" dentro del juego.
    - Juegos o actividades que, aun siendo propias de su edad, llaman la atención, por ser muy persistentes, incluso obsesivas

---

[7] Hervás., A., & Sánchez Santos, L. (2014). *Autismo. Espectro autista.* Recuperado de https://www.sepeap.org/wp-content/uploads/2014/02/Ps_inf_autismo_espectro_autista.pdf

- Presenta un lenguaje repetitivo.
- Presenta un notario atraso en el lenguaje expresivo (habla).

Es de suma importancia identificar las habilidades a cumplir con la edad , por el impacto que tiene el lenguaje, no solo como medio de comunicación , sino de aprendizaje y socialización y si la situación lo amerita, buscar orientación y ayuda especializada.

HABILIDADES SOCIALES EN LA PRIMERA INFANCIA.

> *"…A través de otros es que llegamos a ser nosotros mismos"*
>
> *Lev Vygotski*

Psic. Gillian Velasco Cruz

Si se habla de desarrollo infantil en los primeros 5 años de vida, se debe mencionar que el área socio- personal es fundamental, ya que permite adquirir un cumulo de pensamientos, comportamientos, sentimientos, llevados a cabo de forma natural al vivir en sociedad, al buscar el contacto y la aceptación, para comenzar a construir una personalidad, que será sensible a los cambios producidos por nuestra familia, amigos y círculo social.

En los niños, desde que se nace, es vital el constante estimulo positivo del desarrollo social, ya que de esto dependerá su relación con las otras personas y cómo se desenvuelve ante las diferentes situaciones que se presenten a lo largo de su infancia. En el caso del niño con trastorno del espectro autista, presentaran problemas en el desarrollo de esta área en específico y será un signo de alarma para detección oportuna del trastorno.[1]

Proceso de socialización

El individuo debe pertenecer a un grupo social para poder tener control de sus acciones, ya que este grupo, es quien marca la pauta de lo real o irreal, de lo que está bien y lo que está mal, lo que debe y no debe hacerse. Los seres humanos adquirimos conciencia de esto a través de una experiencia positiva o negativa en nuestras vidas. Es una realidad que con este aprendizaje no se nace, se va logrando por medio de aprendizaje social, a través de prácticas de crianza que estarán a cargo de los padres o cuidadores principales del menor. No todos logramos acatar una norma social del mismo modo (p.ej. Robar) o bajo la misma educación ya que cada uno estamos construidos de manera particular (sociedad, estrato social, familia, prácticas de crianza, etc.).[2]

Las prácticas de crianza saludables permiten que el niño se desenvuelva en su medio ambiente de una manera cómoda y normal.

Prácticas de crianza

Cuando hablamos de prácticas de crianza saludables, nos referimos a la crianza afectiva con comunicación y límites, ya que no debe existir una sin la otra.

- El afecto lograra darle al menor la seguridad que necesita para sobrellevar su día a día los pequeños o grandes desafíos que se le presenten, no olvidando la importancia de resaltar sus logros y apoyarle en sus derrotas.
- La comunicación abrirá un canal de confianza para que el menor pueda externar sus ideas, necesidades y cuestionamientos, así como sentimientos al exterior, sin sentir ningún temor por hacerlo.

---

[1] Vigotsky, L. (1979). El desarrollo de los procesos psicológicos superiores. Barcelona: Grijalbo.
[2] Bandura, A. and Walters, R.H. (1979) Aprendizaje social y desarrollo de la personalidad. Volumen 74 de Alianza Universidad.

- Los limites lograran que el menor sepa sus restricciones, es decir, hasta dónde puede llegar y que le es permitido, así como a organizar el funcionamiento y rol de cada integrante de la familia (mamá da órdenes, papá da órdenes, hijo obedece).

Con base en lo anterior, se puede decir que el ser humano es complejo, está constituido de diversas habilidades sociales que son el resultado del crecimiento o maduración del menor en esta, la primera infancia o etapa de la vida, y le ayudara a coexistir en sociedad con sus pares de manera adecuada.

La mayor parte del aprendizaje social se da por repetición, es decir, aprendemos a sonreír porque vemos a alguien hacerlo. Aprendemos a sentir emociones y mostrarlas porque lo vimos en alguien. Las neuronas espejo, serán las responsables de este aprendizaje e imitación.[3]

Neuronas espejo

Las neuronas espejo son las responsables de que los seres humanos podamos ser capaces de imitar ciertos comportamientos o sentir empatía por el enojo, dolor o felicidad de otra persona. Entonces, gracias a estas neuronas que, desde edad   temprana, nos permiten aprender por imitación, y serán esenciales para la adquisición de habilidades sociales ya que, desde una sonrisa hasta la imitación de una conducta como "estar enojado" o "emocionarnos por algo" y será aprendida de nuestro entorno y nos caracterizará como miembros de un grupo (familia). Por lo tanto, la imitación es esencial para que una conducta social o habilidad aparezca.

Habilidades sociales conforme a la edad

Se espera que conforme el niño crece se adquieran ciertas habilidades sociales acorde a su edad y de no estar presentes entonces, como signo de alerta, se sugiere estimulación y vigilancia hasta que se logre establecer. A continuación, se enlistan las habilidades sociales esperadas para la edad:[4]

0 a 3 meses

- Reconoce la voz de su cuidador
- Se calma y apega con las personas que le cuidan y alimentan
- Sigue movimientos con la mirada

3 meses

- Sonríe espontáneamente
- Le gusta jugar con las personas
- Balbucea o emite sonidos con su boca
- Tiene diferentes tipos de llanto según sus necesidades
- Responde a los gestos de amor y afecto
- Cuando escucha un sonido trata de ubicar el origen de este.

---

[3] Gervilla. A. (2008) Familia y educación familiar. Conceptos clave, situación actual y valores. Narcea, S.A. de ediciones 2008.
[4] Morin, A. (2014) Pilares del Desarrollo desde el nacimiento hasta el primer año.

- Muestra felicidad y tristeza
- Relaciona pecho o biberón con alimentarse.

5 meses

- Reconoce y reacciona ante personas conocidas
- Intenta llamar la atención de sus cuidadores principales (golpea juguetes, etc.)
- Se pone intranquilo cuando alguien que no conoce, lo quiere cargar
- Cuando se tapa la cara con una tela, se ríe cuando usted se destapa

7 meses

- Muestra interés por mirarse en el espejo y comienza a reconocerse
- Establece contacto visual con personas que le hablan
- Utiliza sonidos para expresar felicidad, tristeza o enojo
- Cuando le da de beber líquidos, le ayuda a detener el biberón o taza con sus manos.

9 meses

- Presenta ansiedad cuando se encuentra con personas que no conoce
- Se inquieta cuando se le separa de sus padres o de sus cuidadores
- Tiene objetos o juguetes favoritos

12 meses

- Come por si solo con los dedos
- Coopera al momento de cambiarse
- Utiliza palabras simples como "mamá"
- Responde al nombrar cosas
- Juega y prefiere ciertos juegos acompañado de personas
- Comienza a sentir temor ante ciertos desafíos
- Utiliza gestos y sonidos para llamar la atención

1 a 2 años[5.]

- cuidadores
- Se alimenta solo y usa cubiertos
- Reconoce y se integra a su grupo familiar
- Le gusta relacionarse con niños y niñas
- Comienza a imitar comportamientos (bailes, palabras, risas y ruidos)
- Logra quitarse parte de su ropa, cuando se va a desvestir
- Pide ayuda de adultos cuando necesita

---

[5] Evaluación del desarrollo infantil (2016) Manual EDI 2da. Edición.

- Disminuye el apego con sus

2 a 4 años

- Relaciona con niños de su misma edad
- Es sensible a opiniones de los demás, por lo tanto, la aprobación y reprobación de su entorno le importa.
- Reconoce la autoridad de sus cuidadores
- Comportamiento egocéntrico, le gusta ser el protagonista de sus juegos e imita juegos en compañía de otros niños
- Va al baño solo

4 a 5 años

- Tiene amigos especiales o mejores amigos
- Le gusta jugar a ser alguien adulto e imitar el rol de esa persona
- Experimenta angustia de separación de la madre (ingresa al preescolar)

Habilidades sociales y Trastorno del Espectro Autista (TEA)

Cuando se habla del TEA, se debe mencionar que el área del desarrollo que tiene más repercusión es precisamente el área social, debido a que la maduración social de los niños con este trastorno es diferente que la de los otros niños. El área social es el síntoma más evidente en los niños con TEA, y se debe evaluar de forma rutinaria al menor de 5 años para así lograr un pronto diagnóstico.[6]

Los padres o el círculo familiar son los primeros en identificar la falta de habilidades sociales al notar que, estas no se llevan a cabo o no satisfacen las necesidades de interacción social con forme a la edad (lo mencionado en el cuadro anterior), este incumplimiento obliga a descartar como primera consideración diagnostica el Trastorno del Espectro Autista.

Existen diferentes teorías que acompañan este diagnóstico y no se logra explicar su aparición de mejor manera. Estas teorías se abordarán en próximo capitulo.

---

[6] Morrison, J. DSM-5-R Guía para el diagnóstico Clínico. (2015)

DEFINICIÓN DE TRASTORNO Y ESPECTRO

"La mente no domina al cuerpo, sino que se convierte en cuerpo. Cuerpo y mente son una sola cosa"
Candace Pert.

Dr. Gessen Salmerón Gómez.

Para poder hablar del Trastorno del Espectro Autista, (TEA) es muy importante definir varios conceptos básicos y con ellos entender los alcances que tiene cada uno de ellos. Las siguientes. definiciones son tomadas de la Organización Mundial de la Salud OMS, que es el organismo de la Organización de las Naciones Unidas especializado en gestionar políticas de prevención, promoción e intervención en salud a nivel mundial

La definición de salud fue establecida en la 1948 "La salud es un estado de completo bienestar físico, mental y social, y no solamente la ausencia de afecciones o enfermedades" misma que no ha sido modificada hasta el momento"[1].

La definición de enfermedad es: "Alteración o desviación del estado fisiológico en una o varias partes del cuerpo, por causas en general conocidas, manifestada por síntomas y signos característicos, y cuya evolución es más o menos previsible".

Salud Mental es definido como: "Un estado de bienestar en el cual el individuo se da cuenta de sus propias aptitudes, puede afrontar las presiones normales de la vida, puede trabajar productiva y fructíferamente y es capaz de hacer una contribución a su comunidad".[2]

El concepto de "Normalidad", es un conjunto de patrones de conducta o rasgos de la personalidad que son típicos o componen algún patrón estándar de formas adecuadas y aceptables de comportarse y ser. Pero ello conlleva el problema de definir algunos términos considerados ambiguos como son "adecuadas y aceptables", que difieren de cultura en cultura y en este contexto la normalidad puede clasificarse en:

A. Autonormal: persona que es vista como normal por su propia sociedad.
B. Autopatológico: persona que es vista como anormal por su propia sociedad.
C. Heteronormal: persona que es vista como normal por los miembros de otra sociedad que la observa.
D. Heteropatológica: persona que es vista como inusual o patológica por los miembros de otra sociedad que la observa.[3]

Calidad de vida se define como la percepción que un individuo tiene de su lugar en la existencia, en el contexto de la cultura y del sistema de valores en los que vive y en relación con sus objetivos, expectativas, normas y

---

[1] https://www.who.int/es/about//who-we-are/frequently-asked-questions
[2] www.who.int/mental/health/evidence/promocion_de_la_salud_mental.
[3] http://psiquiatria.facmed.unam.mx/docs/ism/unidad1.pdf

preocupaciones[4]. Se trata de un concepto que está influido por la salud física del sujeto, su estado psicológico, su nivel de independencia, sus relaciones sociales, y su relación con su entorno[5]

El termino Disfunción se define como la alteración cualitativa o cuantitativa del funcionamiento de un órgano.[6]

Teniendo claros estas definiciones, abordaremos lo relacionado con lo llamado "Trastorno Mental" considerando que es el concepto más utilizado por los profesionales en la práctica Neuro-Psiquiatrica y los relacionados (Psicologos , Terapeutas, etc.), al tiempo que es oficialmente aceptado por los dictados de la Asociación Americana de Psiquiatría (American Psychiatric Association AAP) en el 2004 a través del Manual Diagnóstico Y Estadístico De Los Trastornos Mentales DSM y la Organización Mundial de la Salud OMS en 1992 con su Clasificación Internacional de Enfermedades CIE.

Teniendo dos consideraciones importantes para su definición:

1. La etiología biológica (causa) no está claramente demostrada en algunos de ellos.
2. El término "Enfermedad Mental" puede asociarse a estigmatización social por lo que este término está en desuso.
    *   La Organización Mundial de la Salud usa el "el término 'trastorno", para señalar la presencia de un comportamiento o de un grupo de síntomas identificables en la práctica clínica (valoración por el medico) , que en la mayoría de los casos se acompañan de malestar e interfieren con la actividad del individuo y se usa a lo largo de la clasificación para evitar los problemas que plantea el utilizar otros conceptos tales como enfermedad padecimiento[7].
    *   La Asociación Psiquiátrica Americana, define el trastorno mental como "Un síndrome o patrón comportamental o psicológico de significación clínica, que aparece asociado a un malestar (p. ej., dolor), a una discapacidad (p. ej., deterioro en una o más áreas de funcionamiento) o a un riesgo significativamente aumentado de morir o de sufrir dolor, discapacidad o pérdida de libertad. Además, este síndrome o patrón no debe ser meramente una respuesta culturalmente aceptada a un acontecimiento particular (p. ej., la muerte de un ser querido). Cualquiera que sea su causa, debe considerarse como la manifestación individual de una disfunción comportamental, psicológica o biológica. Ni el comportamiento desviado (p. ej., político, religioso o sexual) ni los conflictos entre el individuo y la sociedad son trastornos mentales, a no ser que la desviación o el conflicto sean síntomas de una disfunción"[8].

[4] Organización Mundial de la Salud, Programa Envejeci- miento y Ciclo Vital. Envejecimiento activo: un marco político. Rev Esp Geriatr Gerontol. 2002; 37 (S2): 74- 105.
[5] Cardona AD, Agudelo GHB. Construcción cultural del concepto calidad de vida. Rev Fac Nac Salud Pública. 2005; 23 (1): 79-90.
[6] https://psiquiatria.com/glosario/disfuncion
[7] WHO. Classifications. International Classification of Diseases (ICD). Consultado el 29/06/2014.
[8] Manual Diagnóstico y Estadístico de los Trastornos Mentales de la Asociación Americana de Psiquiatria (American Psychiatric Association, APA). DSM-IV TR, 2000

Teniendo esta información y de una manera simplificada podemos considerar que un "Trastorno Mental" es todo aquello que afecta de manera significativa aun individuo en su calidad de vida, ya sea en su desarrollo, aprendizaje y/o vida de relación, dejando de lado las consideraciones culturales, religiosas y morales.

Concluimos que el TEA es un Trastorno Mental que afecta a los individuos en su calidad de vida de la siguiente manera:

- Comunicación social: por que tienen dificultades significativas para iniciar, establecer o mantener relaciones sociales y presentan dificultades para expresar, interpretar, comprender y/o mantener el lenguaje verbal (entendimiento de oraciones, connotaciones implícitas, significados de palabras, etc.) y no verbal (comprender gestos, movimientos de manos, etc.).
- Comportamiento: sus conductas restrictivas, repetitivas que le limitan en tener un desarrollo de habilidades acorde a la edad cronológica (edad en años)

Definición de Espectro

El concepto de espectro procede de las ciencias naturales y se desarrolló para describir como un mismo fenómeno se presenta de diferentes formas, eso traducido al TEA se considera que los síntomas que se presentan son variados o diversos, es decir, los comportamientos restrictivos, repetitivos o estereotipados o las dificultades en la comunicación social, están presentes de forma obligada, aunque con diferente manifestación ejemplo de ellos lo siguiente:

- Las conductas restrictivos, repetitivos o estereotipados en un paciente se manifiestan con movimiento recurrentes de las manos "aleteo" mientras que otro paciente lo manifiesta al estarse balanceando de forma frecuente, ambas condiciones desencadenadas por algún factor emocional (placer o ansiedad) suelen empezar antes de los tres años.
- La comunicación social: tenemos un paciente el cual tiene 2 años y solo dice la palabra "mamá", utilizándola de forma no dirigida, es decir, le dice "mamá" a toda persona, e incluso a objetos para tratar de llamar la atención, en cambio otro paciente de 2 años no habla ninguna palabra y con algunas señas (lenguaje no verbal) como "señalar con el dedo" trata de llamar la atención.

Ambos conceptos "Trastorno y Espectro "nos permiten identificar de forma precisa los aspectos de la enfermedad en sus diversas manifestaciones clínicas, consideraciones diagnósticas y los impactos que tiene en la calidad de vida de los pacientes con TEA.

"No poder entender el mundo que te rodea produce confusión, y creo que esa es la causa de todos los temores."

Therese Joliffe.

Dr. Gessen Salmerón Gómez.

Es necesario abordar este tema, ya que muchos de los papas y/o familiares considera que el Trastorno del Espectro Autista TEA es nuevo, a partir del año 2000 con las nuevas tecnologías de la información hay una mayor difusión y una mejor estadística.

Se tiene descripción de casos sugestivos de TEA desde los siglos XVIII y XIX, sin embargo, nos enfocaremos a partir de la primera ocasión que se acoto este término y de los procesos evolutivos para el diagnostico tomando como referencia el Manual Diagnóstico y Estadístico de los Trastornos Mentales DSM

El término autismo aparece por primera vez en la monografía Dementia praecox oder Gruppe der Schizophrenien redactada por Eugen Bleuler (1857-1939) para el Tratado de Psiquiatría dirigido por Gustav Aschaffenburg (1866-1944) y publicado en Viena en 1911. Este término, creado por Bleuler, tiene una etimología griega "autos" que significa "sí mismo" opuesto a "otro"[1]

El primer estudio formal del TEA aparece con Léo Kanner (1894-1981) cuyos trabajos, publicados desde 1943: el artículo Autistic Disturbance of Affective Contact[2], hasta 1956: Early Infantile Autism[3]. a partir del análisis de once casos observados en niños pequeños, esencialmente varones, un cuadro clínico caracterizado por la extrema precocidad de su aparición puesto que se manifiesta desde el primer año de vida; una sintomatología marcada por la inmovilidad del comportamiento (sameness o addicted to routine), la soledad (someness) y un retraso importante o una ausencia de la adquisición del lenguaje verbal.

La otra contribución, contemporánea en el tiempo a la de Kanner, fue la de Hans Asperger (1906-1980), que publicó en 1944, en Viena, Die Autistiche Psychopathen in Kindersalter. [4] Aunque haya empleado el mismo término de "autismo" el cuadro clínico descrito por Asperger es muy diferente del "autismo infantil precoz", de Kanner, puesto que se trata de sujetos de mayor edad y que no hay en ellos retraso significativo ni del desarrollo cognitivo ni de la adquisición del lenguaje. A estos niños no les gusta la rutina y pueden presentar en la adolescencia un episodio psicótico[5].

Kanner y Asperger, interrogados sobre una posible similitud entre los dos síndromes que describieron cada uno por su lado, estuvieron de acuerdo en decir que se trataba de trastornos completamente diferentes a pesar de la referencia común a "la psicopatología autística".

Rimland 1965, uno de los fundadores de la Autism Society Of America (ASA), en la década de los 60´s, realiza diversos estudios sobre su diagnóstico, etiología (causa) y reeducación. Abrío camino para el estudio del TEA

---

[1] Kanner L. Autistic disturbance of affective contact. Ner Child 1943;32:217- 253.
[2] Kanner L, Eissler L. Early infantile autism. A J Orthopsych 1943;26(3):217- 250
[3] Asperger. Die Autistiche psychopathen in kindersalter. Archiv Psychiatrie Nervenkrankeiten 1944;117:76-136.
[4] Salud Mental 2012;35:257-261

desde el punto de vista del conocimiento, comportamiento y perfil biomédico, dando pauta para múltiples investigaciones en el campo del aprendizaje, el desarrollo de habilidades sociales y modificaciones de conducta que busca la institucionalización como medida de prevención.

Para los 70´s el TEA se comienza a ver como un "Trastorno Profundo del Desarrollo", lo que lo separa de una relación de la psicosis y de la esquizofrenia adulta, derivado de investigaciones que encuentran déficits cognitivos y retrasos madurativos de forma importante, por lo que cae la idea de un mundo simbólico e imaginativo asociado en muchos casos a retraso mental. Comienzan a crearse centros educativos específicos promovidos por asociaciones o grupos de padres de familia preocupados por el futro de sus hijos con relación a su vida adulta. A finales de esta década WIng (1979) y Gould (1988)[6] , consideran al autismo como "un continuo de características autistas", es decir que se podrán manifestar en personas que no tiene por qué padecer toda la complejidad del trastorno, mayoritariamente en sus formas leves, idea que se sigue teniendo vigente hasta hoy. Se consolidad en esta década la revista de talla internacional, con solo un enfoque en el TEA llamada The Journal of Autism and Childhood Schizophrenia que posteriormente en los 80´s se cambió de nombre tal y como se conoce hoy en día The Journal of Autism and Developmental Disorders[7].

El Trastorno del Espectro Autista en la evolución diagnostica en el Manual Diagnóstico y Estadístico de los Trastornos Mentales DSM.

-DSM-I apareció en el año 1952. Aunque el autismo ya había sido identificado como una entidad específica nueve años antes no fue incluido en esta versión. Los niños de características descritas en el autismo eran diagnosticados como "reacción esquizofrénica de tipo infantil"[8].

- DSM-II se da a conocer en 1968, tampoco contemplaba el autismo como un diagnóstico específico, sino como una característica propia de la esquizofrenia infantil. Se puntualizaba: "La condición puede manifestarse por conducta autista, atípica y aislamiento"; y además se mencionaba, la existencia de un fracaso para desarrollar una identidad independiente de la madre. También hacía referencia a la posible asociación con retraso mental, como una característica adicional[9].

-DSM-III es publicado   1980, cuando se incorporó el autismo como categoría diagnóstica específica. Se contemplaba como una entidad única, denominada "autismo infantil". Para su diagnóstico se requerían seis condiciones, todas las cuales debían estar presentes[10].

DSM III criterios diagnósticos

    A.   Inicio Antares de los 30 meses
    B.   Déficit generalizado de receptividad hacia otras personas (autismo)

[5]Wing L. y Gould, J (1979)Severe impairments od social interaction and associated abnormalities in children: Epidemiology and Classification *Journal of Autism and Developmental Disorders*

[6]López Gómez, S., Rivas Torres, R.M. & Taboada Ares, E(2010)..MHistoria del trastorno autista. Apuntes de Psicología, . 28, 51-64.

[7] American Psychiatric Association (APA). (1952).Diagnóstic and Statistical Manual of Mental Disorders. Washington, DC: American Psychiatric Association,.

[8]American Psychiatric Association (APA). (1968).Diagnóstic and Statistical Manual of Mental Disorders, 2nd Edition. Washington, DC: American Psychiatric Association,

[9] American Psychiatric Association (APA1980). Diagnóstic and Statistical Manual of Mental Disorders, 3rd Edition. Washington, DC: American Psychiatric Association,

C. Déficit importante en el desarrollo del lenguaje

D. Si hay lenguaje se caracteriza por patrones peculiares tales como ecolalia inmediata o retrasada lenguaje metafórica e inversión de pronombres

E. Respuestas extrañas a varios aspectos del entorno: por ejemplo, resistencia a los cambios, interés peculiar o apego a objetos animados o inanimados

F. Ausencia de ideas delirantes, alucinaciones, asociaciones laxas e incoherencias como sucede en la esquizofrenia

-DSM III-R aparecido en 1987, supuso una modificación radical, no solo de los criterios sino también de la denominación. Se sustituyó autismo infantil por trastorno autista. Con ello el autismo quedaba incorporado a la condición de "trastorno" (disorder), término que se usa en los manuales para definir genéricamente los problemas mentales, marcando una distancia conceptual con la terminología propia de los problemas médicos de etiología y fisiopatología conocida total o parcialmente. Amplió la versión anterior al delimitar los criterios diagnósticos, cada uno de los cuales era descrito minuciosamente y con gran detalle. Además, se incorporaban al texto ejemplos concretos que aclaraban cuando un criterio se debía considerar positivo. El DSM III-R contemplaba el autismo como una categoría única, si bien admitía el diagnóstico de autismo atípico, para aquellos casos que aunando características claras de autismo no cumplían todos los criterios.

Criterios diagnósticos del DSM III-R

Por los menos deben estar presentes 8 de los siguientes 16 criterios, de los cuales deben incluirse por lo menos 2 ítems de A, uno de B y uno de C.

A. Alteración cualitativa en la interacción social recíproca (los ejemplos entre paréntesis han sido organizados de modo que los listados en primer lugar sean los que sean más aplicables a los más pequeños o afectados, y los últimos a los mayores o menos afectados) manifestado por lo siguiente:
1. Marcada falta de consciencia de la existencia de sentimiento en las otras personas (por ejemplo, trata a la persona como si fuera un objeto o un mueble; no detecta el malestar en la otra persona; en apariencia no tiene el concepto de la necesidad de privacidad de los demás).
2. Ausencia o alteración en la busca de consuelo en los momentos de angustia (por ejemplo, no busca consuelo cuando está enfermo, se hace daño, o está cansado; busca consuelo de forma estereotipada, por ejemplo, dice: "queso, queso, queso" cuando algo le duele).
3. Ausencia o alteración en la imitación (por ejemplo, no gesticula bye-bye: no coopera en las actividades domésticas de los padres; imitación mecánica de las acciones de los demás fuera de contexto).
4. Ausencia o alteración en la imitación del juego social (por ejemplo, no participa activamente en juegos simples, prefiere el juego solitario; solo involucra a los otros niños en el juego como soporte mecánico).
5. Alteración importante en la habilidad para hacer amigos entre los iguales (por ejemplo, falta de interés en hacer amistad con iguales a pesar de tener aficiones similares; muestra falta de comprensión de las normas de interacción social, por ejemplo, leer una lista de teléfono a compañeros que no les interesa)
B. Alteración cualitativa en la comunicación verbal y no verbal y juego imaginativo (los ítems enumerados han sido organizados de modo que los listados en primer lugar sean los que sean más aplicables a los más

pequeños o más afectados, y los últimos a los mayores o menos afectados) manifestado por lo siguiente:
1. Ausencia de forma de comunicación, como: balbuceo comunicativo, expresión facial, gesticulación, mímica o lenguaje hablado.
2. Comunicación no verbal marcadamente anormal, como el uso de contacto visual, expresión facial, gestos para iniciar o modular la interacción social (por ejemplo, no anticipa para ser tomado en brazos, se pone rígido cuando se le toma en brazos, no mira a la persona o sonríe cuando realiza un contacto social, no recibe o saluda a las visitas, mantiene la mirada perdida en las situaciones sociales);
3. Ausencia de juego simbólico, como imitar actividades de los adultos, personajes de fantasía o animales; falta de interés en historias sobre acontecimientos imaginarios.
4. Claras alteraciones en el habla, incluyendo, volumen, tono, acento, velocidad, ritmo y entonación (por ejemplo, tono monótono, prosodia interrogativa, tono agudo).
5. Claras alteraciones en la forma o contenido del lenguaje, incluyendo uso estereotipado o repetitivo del lenguaje (por ejemplo, ecolalia inmediata o repetición mecánica de anuncios de la televisión); uso del "tu" en lugar del "yo" (por ejemplo, decir "quieres una galleta" para decir "quiero una galleta"; uso idiosincrático de palabras o frases (por ejemplo, "montar en el verde" para decir "yo quiero montar en el columpio"); o frecuentes comentarios irrelevantes (por ejemplo, empezar a hablar de horarios de trenes durante una conversación sobre viajes).
6. Clara alteración en la capacidad para iniciar o mantener una conversación con los demás, a pesar de un lenguaje adecuado (por ejemplo, dejarse llevar por largos monólogos sobre un tema a pesar de las exclamaciones de los demás).
C. Claro repertorio restringido de intereses y actividades manifestado por lo siguiente:
1. Movimientos corporales estereotipados (por ejemplo, sacudir o retorcer las manos, dar vueltas, golpear la cabeza, movimientos corporales complejos).
2. Preocupación persistente por partes de objetos (por ejemplo, olfatear objetos, palpar reiteradamente la textura de objetos, girar ruedas de coches de juguete) o apego a objetos inusuales (por ejemplo, insistir en llevar encima un trozo de cuerda).
3. Manifiesto malestar por cambios en aspectos triviales del entorno (por ejemplo, cuando se cambia un jarro de su lugar habitual).
4. Insistencia irracional para seguir rutinas de modo muy preciso (por ejemplo, insistir en que siempre se debe seguir exactamente la misma ruta para ir a la compra).
5. Manifiesto rango restringido de intereses y preocupación por un interés concreto (por ejemplo, interesado en alinear objetos, acumular datos sobre meteorología o pretender ser un personaje de fantasía).
D. Inicio durante la primera infancia Especificar si se inicia en la niñez (después de los 36 meses).

En los años 1994 y 2000 aparecieron respectivamente el DSM-IV y el DSM IV-TR, que, aunque no planteaban modificaciones sustanciales entre ellos, representaron un nuevo cambio radical. Por una parte, se definieron 5 categorías de autismo: Trastorno Autista, Trastorno de Asperger, Trastorno de Rett, Trastorno Desintegrativo Infantil y Trastorno Generalizado del Desarrollo No Especificado. Además, se incorporó el término Trastornos

Generalizados del Desarrollo (pervasive developmental disorders), como denominación genérica para englobar los subtipos de autismo[10]

Criterios Diagnósticos del DMS IV-TR

A. Para darse un diagnóstico de autismo deben cumplirse seis o más manifestaciones del conjunto de trastornos (1) de la relación, (2) de la comunicación y (3) de la flexibilidad. Cumpliéndose como mínimo dos elementos de (1), uno de (2) y uno de (3).
1.- Trastorno cualitativo de la relación, expresado como mínimo en dos de las siguientes manifestaciones:
(a) Trastorno importante en muchas conductas de relación no verbal, como la mirada a los ojos, la expresión facial, las posturas corporales y los gestos para regular la interacción social.
(b) Incapacidad para desarrollar relaciones con iguales adecuadas al nivel evolutivo.
(c) Ausencia de conductas espontáneas encaminadas a compartir placeres, intereses o logros con otras personas (por ejemplo, de conductas de señalar o mostrar objetos de interés).
(d) Falta de reciprocidad social o emocional.
2.-Trastornos cualitativos de la comunicación, expresados como mínimo en una de las siguientes manifestaciones:
(a) Retraso o ausencia completa de desarrollo del lenguaje oral (que no se intenta compensar con medios alternativos de comunicación, como los gestos o mímica).
(b) En personas con habla adecuada, trastorno importante en la capacidad de iniciar o mantener conversaciones.
(c) Empleo estereotipado o repetitivo del lenguaje, o uso de un lenguaje idiosincrático.
(d) Falta de juego de ficción espontáneo y variado, o de juego de imitación social adecuado al nivel evolutivo.
3.-Patrones de conducta, interés o actividad restrictivos, repetidos y estereotipados, expresados como mínimo en una de las siguientes manifestaciones:
(a) Preocupación excesiva por un foco de interés (o varios) restringido y estereotipado, anormal por su intensidad o contenido.
(b) Adhesión aparentemente inflexible a rutinas o rituales específicos y no funcionales.
(c) Estereotipias motoras repetitivas (por ejemplo, sacudidas de manos, retorcer los dedos, movimientos complejos de todo el cuerpo, etc.).
(d) Preocupación persistente por partes de objetos.
B. Antes de los tres años, deben producirse retrasos o alteraciones en una de estas tres áreas: (1) interacción social, (2) empleo comunicativo del lenguaje o (3) juego simbólico.
C. La perturbación no encaja mejor con un trastorno de Rett o trastorno desintegrativo infantil.

---

[10] American Psychiatric Association (APA 2000.). Diagnostic and Statistical Manual of Mental Disorders, 4th Edition, Text Revision. Washington, DC: American Psychiatric Association.

El DSM- 5 surge en 2013 hasta la actualidad, donde se reconoce que la sintomatología del Trastorno del Espectro Autista es común en todos los individuos en un amplio abanico de manifestaciones. Es por este motivo que desaparecen los subtipos de autismo (Síndrome de Rett, Síndrome de Asperger, Trastorno Desintegrativo de la Infancia, Trastorno Generalizado del Desarrollo No Especificado).

En esta clasificación, se considera que las características fundamentales del autismo son: un desarrollo de la interacción social y de la comunicación, claramente anormales o deficientes, y un repertorio muy restringido de actividades e intereses. Esta clasificación se abordará en próximos capítulos.

ESTADÍSTICAS

"La estadística es la gramática de la ciencia"

Karl Pearson

Dr. Gessen Salmerón Gómez

Es frecuente que en mi consultorio o cuando doy sesiones académicas en relación con el TEA, la gente sigue considerando que es trastorno nuevo, incluso me hacen el comentario que "esto es una moda", por que se tiene mas niños diagnosticados en estos tiempos que en otros, por tal razón considero que se dejan de lado estas ideas erróneas sobre el TEA cuando se describe su estadística.

La estadística es la ciencia y rama de las matemáticas a través de la cual se recolecta, analiza, describe y estudia una serie de datos a fin de establecer comparaciones o variabilidades que permitan comprender un fenómeno en particular, para nuestro caso el TEA. Al hacer un análisis estadístico se pueda comprender un hecho, tomar decisiones, estudiar problemas sociales, ofrecer datos y soluciones en determinados casos, deducir datos con relación a una población, entre otros[1].

De acuerdo con la estadística de la Organización Mundial de la Salud OMS, calcula que uno de cada 160 niños tiene un TEA[2].

La última estimación de prevalencia (es la proporción de individuos de una población que presentan TEA) para el 2016 en Estados Unidos Americanos EUA, medida por la Red Autism and Developmental Disabilities Monitoring ADDM, fue de 15.6 por cada 1,000 lo que corresponde a 1 de cada 64 niños de 4 años en general usando criterios DSM-5[3]. Entre los niños de 4 años, la prevalencia fue de 23.9 por 1,000, es decir 3.5 veces mayor que la prevalencia de 6.8 por 1,000 entre las niñas de 4 años. En niños de 8 años es de 18.5 por 1,000. Esto es aproximadamente 10% más alto que la estimación de prevalencia de 16.8 que informó la Red ADDM en 2014[4] y aproximadamente 175% más que (2.8 veces) las primeras estimaciones reportadas por la Red ADDM en 2000 y 2002[5,6]. Estos cambios podrían reflejar diferencias en las prácticas para identificar TEA, cambios en los datos disponibles para el sistema de vigilancia u otros factores desconocidos.

En México no existen datos actuales sobre la incidencia del autismo sin embargo se estima que alrededor de 6 mil 200 personas nacen al año con autismo. Carol Ajax, fundadora de Spectrum Theraphy Center México, aseguró que en el país 1 de cada 115-120 personas presenta algún tipo de Trastorno del Espectro Autista[7]. Para

---

[1] "Estadística". En: *Significados.com*. Disponible en: https://www.significados.com/estadistica/ Consultado: 13 de abril de 2020.

[2] https://www.who.int/es/news-room/fact-sheets/detail/autism-spectrum-disorders.

[3] Kelly A. Shaw, PhD; Matthew J. Maenner, Early Autism and Developmental Disabilities Monitoring Network, Six Sites, United States, 2016 Centers for Disease Control and Prevention CDC.

[4] Baio J, Wiggins L, Christensen DL, et al. Prevalence of autism spectrum disorder among children aged 8 years—Autism and Developmental Disabilities Monitoring Network, 11 sites, United States, 2014. MMWR Surveill Summ 2018;67.

[5] Autism and Developmental Disabilities Monitoring Network Surveillance Year 2000 Principal Investigators; CDC. Prevalence of autism spectrum disorders—Autism and Developmental Disabilities Monitoring Network, six sites, United States, 2000. MMWR Surveill Summ 2007;56(No. SS-1)

[6] Autism and Developmental Disabilities Monitoring Network Surveillance Year 2002 Principal Investigators; CDC. Prevalence of autism spectrum disorders—Autism and Developmental Disabilities Monitoring Network, 14 sites, United States, 2002. MMWR Surveill Summ 2007;56(No. SS-1)

[7] https://www.gob.mx/conadis/es/articulos/dia-mundial-de-concienciacion-sobre-el-autismo-2019?idiom=es

el Instituto Mexicano del Seguro Social IMSS, se basa en una prevalencia de autismo antes de 2013 era de 30 a 116 casos por 10 000 habitantes, predominando en hombres con relaciones 1. 3 a 3.3mujeres por 15.7 a 16 por hombre, para un entendiendo practico, la relación es 1 mujer por 4 hombres[8]. En Guanajuato se realizo un estudio donde se considera que el 1% de la población infantil (400 mil niños) de esta entidad cuenta con TEA[9].

Se estima que el 1.1% de la población adulta tiene TEA[10]

Para fines prácticos en México a pesar de que no se cuenta con una estadística adecuada, se considera 1 paciente con TEA de 116 a 120 recién nacidos vivos, predominado en el sexo masculino con una relación de 4 hombres por 1 mujer.

[8] César Reynoso, María José Rangel,Virgilio Melgar. El trastorno del espectro autista: aspectos etiológicos, diagnósticos y terapéuticos. Rev Med Inst Mex Seguro Soc. 2017;55(2):214-22

[9] Fombonne E, Marcín C, Manero AC, Bruno R, Díaz C, Villalobos M et al. Prevalence of Autism Spectrum Disorders in Guanajuato, México: The Leon Survey. J Autism Dev Disord. 2016;45(5)1669-85.

[10] BrughaT, Cooper S A, McManus S, Purdon S, Smith J,Scott F J, et al. Estimating the prevalence of autism spectrum conditions in adults: extending the 2007 Adult Psychiatric Morbidity Survey. NHS, Health and Social Care Information Centre 2012.

FACTORES BIOLOGICOS

"Los individuos de una población varían considerablemente de unos a otros. Gran parte de esta variación es hereditaria."

Charles Darwin.

Dr. Gessen Salmerón Gómez

El Sistema Nervioso tiene como función principal la vida de relación del individuo, es decir, nos permite realizar funciones en cualquier momento, acciones o reacciones al medio que nos rodea, que se llevan a cabo en el día a día, desde el hablar, mover la mano, sentir frio, reconocer tonos de voz, olores, comprender gestos, contenidos implícitos en el lenguaje, por mencionar algunas.

Las relaciones sociales no es la excepción, mediante múltiples reacciones bioquímicas en centros especializados cerebrales, aprendemos a reconocer nuestro nombre, damos significados a las palabras, estructuramos frases y posterior a conversaciones, entendemos el contenido de una oración, el lenguaje no verbal (gestos, movimientos de las manos, posturas), por mencionar algunas.

En este capítulo abordaremos las estructuras neurológicas más importantes identificadas por estudios especializados de Neuroimagen (Resonancia Magnética Funcional, Estructural, Volumetrías, Tractografía, etc.) involucradas en el TEA.

Amígdala cerebral.

La amígdala ocupa un lugar preponderante en el circuito de la empatía, es fundamental en el aprendizaje emocional y su regulación[1,2] y desempeña también un papel importante en el desarrollo de la teoría de la mente[3]. Es las estructuras más antiguas del cerebro, y su presencia se reconoce en animales 250 millones de años antes de la aparición de los mamíferos[4]. En el ser humano se reconocen un gran desarrollo de su neocortesa (capa celular cerebral) y de sus conexiones[5] El complejo amigdalino interactúa con múltiples sistemas funcionales del cerebro y puede considerarse como parte de una estructura integrada a un todo[6].

---

[1]Ruggieri VL. Empatía, cognición social y trastorno del espectro autista. Rev Neurol 2013; 56 (Supl 1): S13-21.
[2] . Morris JS, Friston KJ, Buchel C. A neuromodulatory role for the human amygdala in processing emotional facial expressions. Brain 1998; 121: 47-57
[3] Shaw P, Lawrence EJ, Radbourne C, Bramham J, Polkey CE, David AS. The impact of early and late damage to the human amygdala on 'theory of mind' reasoning. Brain 2004; 127: 1535-48
[4] Laberge F, Mühlenbrock-Lenter S, Grunwald W, Roth G. Evolution of the amygdala: new insights from studies in amphibians. Brain Behav Evol 2006; 4: 177-87.
[5] Barger N, Stefanacci L, Semendeferi K. A comparative volumetric analysis of the amygdaloid complex and basolateral division in the human and ape brain. Am J Phys Anthropol 2007; 134: 392-403
[6] Swanson LW, Petrovich GD. What is the amygdala? Trends Neurosci 1998; 21: 323-31

Las personas con TEA presentan un déficit en el reconocimiento facial [7], en la detección de expresión de emoción, en especial de temor[8] , en la mirada egocéntrica y pobre lectura de los ojos[9], todos estos hallazgos relacionados con el funcionamiento amigdalino.

Schumann y colaboradores estudiaron, a través de resonancia magnética RM (estudio de radiología que permite ver estas estructuras de forma definida), el tamaño de la amígdala en niños de 2,5 años con riesgo de padecer autismo, comparados con niños con desarrollo típico, y los reevaluaron a los 4 años. Encontraron que los niños con autismo tenían sobre-crecimiento amigdalino, y que éste se desarrollaba antes de los 3 años, momento en que los síntomas comenzaban a hacerse evidentes[10]. Estos hallazgos parecen tener relación con la hipótesis (suposición) del sobre-crecimiento cerebral temprano observado en niños con TEA[11].

La empatía es un componente esencial para la experiencia emocional y la interacción social, denota una respuesta afectiva a estados mentales directamente percibidos o imaginados, o estados de sentimientos inferidos por otra persona[12] Los niños con autismo tienen baja reactividad en la mayoría de las áreas de los circuitos de la empatía[13] . La relación de la afectación de la empatía en los TEA y la detección de disfunciones en los circuitos que la incluyen nos permiten comprender la importancia de la amígdala y todos sus circuitos en su génesis[13].

Volumetría Cerebral

La mayoría de los estudios de Neuroimagen en las personas con TEA tienen un volumen o tamaño total cerebral reducido al momento de nacer, aumenta durante los primeros 5 años y después va disminuyendo en la edad adulta[14]. De acuerdo con zonas específicas del cerebro hay un ligero incremento en la corteza frontal inferior [15] y disminución de volumen en las regiones como el lóbulo parietal, la amígdala, la ínsula, el precúneo, el giro precentral, el lóbulo temporal medial o el cíngulo anterior cerebelo, el giro fusiforme, las regiones temporales, occipitales, el sistema límbico como la ínsula y los ganglios basales en especial el núcleo caudado[16,17,18,19].

[7] Dawson G, Webb S, McPartland J. Understanding the nature of face processing impairment in autism: Insights from behavioral and electrophysiological studies. Dev Neuropsychol 2005; 27: 403-24.

[8] Howard MA, Cowell PE, Bowcher J, Broks P, Mayes A, Farrant A, et al. Convergent neuroanatomical and behavioural evidence of an amygdala hypothesis of autism. Neuroreport 2000; 11: 2931-35. 12

[9] Calder AJ, Lawrence AD, Young AW. Neuropsychology of fear and loathing. Nat Rev Neurosci 2001; 2: 352-63.

[10] Schumann CM, Hamstra J, Goodlin-Jones BL, Lotspeich LJ, Kwon H, Buonocore MH, et al. The amygdala is enlarged in children but not adolescents with autism; the hippocampus is enlarged at all ages. J Neurosci 2004; 14: 6392-401.

[11] Courchesne E, Pierce K, Schumann CM, Redcay E, Buckwalter JA, Kennedy DP, et al. Mapping early brain development in autism. Neuron 2007; 25: 399-413.

[12] Batson CD. These things called empathy. In Decety J, Ivkes W, eds. The social neuroscience of Empathy. Cambridge: MIT Press; 2009

[13] Di Martino A, Ross K, Uddin LQ, Sklar AB, Castellanos FX, Milham MP. Functional brain correlates of social and nonsocial processes in autism spectrum disorders: an activation likelihood estimation meta-analysis. Biol Psychiatry 2009; 65: 63-74 Rev Neurol 2014; 58 (Supl 1): S137-S148

[14] 14 Stanfield AC, McIntosh AM, Spencer MD, Philip R, Gaur S, Lawrie SM. Towards a neuroanatomy of autism: a systematic review and meta-analysis of structural magnetic resonance imaging studies. Eur Psychiatry 2008; 23: 289-99.

[15] Via E, Radua J, Cardoner N, Happé F, Mataix-Cols D. Meta-analysis of gray matter abnormalities in autism spectrum disorder: should Asperger disorder be subsumed under a broader umbrella of autistic spectrum disorder? Arch Gen Psychiatry 2011; 68: 409.w

[16] Cauda F, Geda E, Sacco K, D'Agata F, Duca S, Geminiani G, et al. Grey matter abnormality in autism spectrum disorder: an activation likelihood estimation meta-analysis study. J Neurol Neurosurg Psychiatry 2011; 82: 1304-13.

[17] Yu KK, Cheung C, Chua SE, McAlonan GM. Can Asperger syndrome be distinguished from autism? An anatomic likelihood meta-analysis of MRI studies. J Psychiatry Neurosci 2011; 36: 412-21.

[18] Nickl-Jockschat T, Habel U, Maria Michel T, Manning J, Laird AR, Fox PT, et al. Brain structure anomalies in autism spectrum disorder -a meta-analysis of VBM studies using anatomic likelihood estimation. Hum Brain Mapp 2012; 33: 1470-89.

[19] Duerden EG, Mak-Fan KM, Taylor MJ, Roberts SW. Regional differences in grey and white matter in children and adults with autism spectrum disorders: an activation likelihood estimate (ALE) meta-analysis. Autism Res 2012; 5: 49-66

El Sistema Nervioso funciona mediante un complejo sistema redes de conexión, la transmisión de la información de un sitio a otro la llamamos conectividad, ejemplo de ello es la audición, proceso donde las ondas del sonido son cambiadas a estímulos eléctricos a través del Órgano de Corti y mediante la conectividad pasan a través del tallo cerebral para llevar la información en el área de audición primaria y secundaria en el lóbulo Temporal.

Los estudios realizados para evaluar la conectividad en paciente con TEA han logrado establecer que no hay un área específica involucrada. Se tiene evidencias de baja conectividad en redes neuronales de larga distancia, particularmente por una falta de coordinación entre regiones cerebrales, este patrón se ha obtenido durante la realización de múltiples tareas por parte de los pacientes con TEA.

En una tarea de comprensión de frases de distinta complejidad, se describe una conectividad funcional reducida entre las áreas frontales y posteriores implicadas en la comprensión del lenguaje y la memoria de trabajo (área de Broca, área de Wernicke y la corteza prefrontal dorsolateral)[20].

En tareas de memoria de trabajo para caras, existe falta de conectividad funcional entre las áreas prefrontal inferior izquierda, temporal posterior derecha y circunvolución fusiforme[21]. En una tarea con caracteres alfabéticos, se detalla una baja conectividad entre las áreas frontales y parietales[22].

En tareas que requieren la integración del procesamiento espacial y la comprensión del lenguaje, se aprecia una disminución de la conectividad entre las áreas del lenguaje frontales y las regiones del procesamiento espacial parietales[23].

En la tarea de comprensión de un texto, en el cual los participantes tienen que hacer inferencias sobre las intenciones de los personajes, se obtiene una reducción de la conectividad funcional entre las áreas frontales, parietales, las áreas del lenguaje frontales y las áreas parietales relacionadas con la teoría de la mente[24].

En tareas visomotoras, existe déficit de conectividad funcional entre la corteza visual (área V1) y la corteza frontal inferior[25].

En una tarea de fluidez verbal, se detalla una disminución de la conectividad funcional frontal-posterior[26].

[20] Just MA, Cherkassky VL, Keller TA, Minshew NJ. Cortical activation and synchronization during sentence comprehension in high-functioning autism: evidence of underconnectivity. Brain 2004; 127: 1811-21.
[21] Wicker B, Fonlupt P, Hubert B, Tardif C, Gepner B, Deruelle C. Abnormal cerebral effective connectivity during explicit emotional processing in adults with autism spectrum disorder. Soc Cogn Affect Neurosci 2008; 3: 135-43.
[22] Koshino H, Carpenter PA, Minshew NJ, Cherkassky VL, Keller TA, Just MA. Functional connectivity in an fMRI working memory task in high-functioning autism. Neuroimage 2005; 24: 810-21
[23] Kana RK, Keller TA, Cherkassky VL, Minshew NJ, Just MA. Atypical frontal-posterior synchronization of theory of mind regions in autism during mental state attribution. Soc Neurosci 2009; 4: 135-52.
[24] Mason RA, Williams DL, Kana RK, Minshew N, Just MA. Theory of mind disruption and recruitment of the right hemisphere during narrative comprehension in autism. Neuropsychologia 2008; 46: 269-80
[25] Villalobos ME, Mizuno A, Dahl BC, Kemmotsu N, Müller RA. Reduced functional connectivity between V1 and inferior frontal cortex associated with visuomotor performance in autism. Neuroimage 2005; 25: 916-25
[26] Jones TB, Bandettini PA, Kenworthy L, Case LK, Milleville SC, Martin A, et al. Sources of group differences in functional connectivity: an investigation applied to autism spectrum disorder. Neuroimage 2010; 49: 401-14.

Como se detallo al principio de este capítulo, son múltiples las estructuras involucradas en la biología del TEA, mediante su estudio a través de los años ha permitido entender mas el funcionamiento de áreas cerebrales y poder establecer conductas de tratamiento tanto farmacologías como no farmacológicas.

Áreas cerebrales implicadas en el Lenguaje

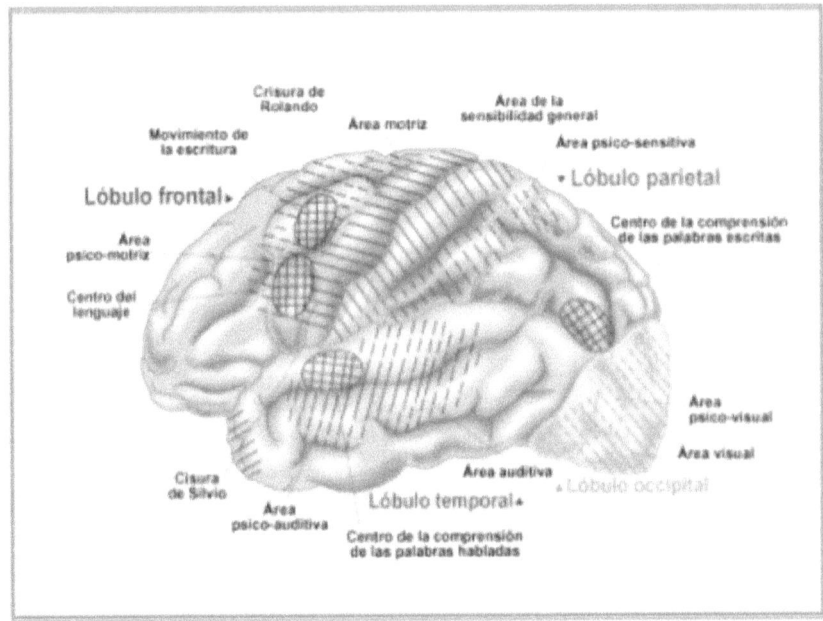

Amígdala cerebral, estructura anatómica implicada en la empatía

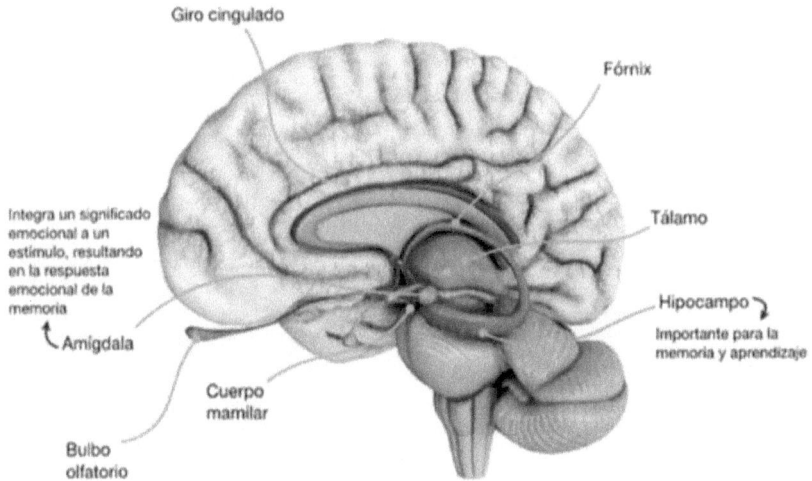

FACTORES GENÉTICOS

"Antes pensábamos que el futuro estaba en las estrellas. Ahora sabemos que esta en nuestros genes"

James Dewey Watson

Dr. Saúl Neri Gámez.

El ser humano es el resultado de la compleja interacción de nuestro material genético (genoma) y el medio ambiente, por ello, aunque el capítulo hace referencia a los aspectos genéticos del Trastorno del Espectro Autista (TEA), no debemos pasar por alto que la interacción puede condicionar la presencia de una característica, una anomalía o cualquier variación en el espectro de manifestaciones en el ser humano.

Medio Ambiente y TEA.

El medio ambiente es todo aquello que nos rodea, incluso desde que estamos en el vientre materno; es todo aquello que comemos, bebemos y respiramos, sin olvidar nuestra interacción como persona de la sociedad en que vivimos. Aun antes de nacer el ser humano puede experimentar agresiones o exposiciones del medio ambiente que pueden ocasionar alguna alteración. Algunas de las exposiciones medioambientales que se han estudiado para comprender la presencia del TEA incluyen la edad de los padres, el entorno fetal, las complicaciones obstétricas, uso de medicamentos durante el embarazo, tabaquismo y consumo de alcohol, nutrición, diversas exposiciones tóxicas (metales pesados, drogas, entre otros), factores nutricionales protectores y el papel de los factores psicosociales. Los factores de riesgo para tener un hijo con TEA son: la edad materna y paterna avanzada, la ingesta de valproato (medicamento utilizado en ciertos tipos de crisis convulsivas), la diabetes materna y el tratamiento con Inhibidores Selectivos de la Recaptación de Serotonina (medicamentos que pueden ser empleados en el tratamiento de la depresión o la ansiedad)[1,2,3]. Es importante hacer mención que los estudios epidemiológicos no han mostrado evidencia de que la vacunación (sea en recién nacidos o en niños en edad escolar) represente un riesgo para autismo. Otras líneas de investigación como la presencia de tabaquismo y el consumo de alcohol por parte de los padres han generado poca evidencia específica para TEA y en muchos casos no ha sido concluyente, es decir que esos factores de riesgo aún no es posible descartarlos[4,5,6].

¿Por qué se considera al TEA de origen genético?

El material genético del ser humano está organizado en unidades llamadas genes, dicho material contiene aproximadamente 24,000 genes, cada uno de ellos cumple con una o más funciones para mantener nuestro

---

[1] Wu S, Wu F, Ding Y, Hou J, Bi J, Zhang Z (2017) Advanced parental age and autism risk in children: a systematic review and meta-analysis. Acta Psychiatr Scand 135:29–41

[2] Brown HK, Ray JG, Wilton AS, Lunsky Y, Gomes T, Vigod SN (2017) Association between serotonergic antidepressant use during pregnancy and autism spectrum disorder in children. JAMA 317:1544–1552

[3] Mezzacappa A, Lasica PA, Gianfagna F, Cazas O, Hardy P, Falissard B, Sutter-Dallay AL, Gressier F (2017) Risk for autism spectrum disorders according to period of prenatal antidepressant exposure: a systematic review and meta-analysis. JAMA Pediatr 171:555–563

[4]Rosen BN, Lee BK, Lee NL, Yang Y, Burstyn I (2015) Maternal smoking and autism spectrum disorder: a meta-analysis. J Autism Dev Disord 45:1689–1698

[5] Eliasen M, Tolstrup JS, Nybo Andersen AM, Gronbaek M, Olsen J, Strandberg-Larsen K (2010) Prenatal alcohol exposure and autistic spectrum disorders—a population-based prospective study of 80 552 children and their mothers. *Int J Epidemiol* 39:1074–1081

[6] S. Bölte et al. (2019) .The contribution of environmental exposure to the etiology of autism spectrum disorder. *Cellular and Molecular Life Sciences* 76:1275–1297

organismo. La mayoría de los rasgos comunes como la talla, el color de la piel o la inteligencia requieren una "programación" correcta de esos genes, cuando existen alteraciones o variaciones en los genes, puede presentarse una entidad con un componente genético, también llamado hereditario[7].

Cuando la participación de un gen alterado es determinante para que se presente la condición o enfermedad, forma parte de alguno de los modelos de herencia denominados mendelianos, los cuales son: Autosómico Dominante, autosómico recesivo, dominante ligado al cromosoma X y recesivo ligado al cromosoma X, cada uno de estos modelos se refieren al modo de transmisión de un gen o una característica de padres a hijos, y por supuesto la probabilidad de esa transmisión es diferente entre cada modelo[8].

Para el caso del modelo autosómico dominante basta con tener un gen alterado para que la enfermedad se presente en la persona, y en este caso esa persona tendrá hasta un 50% de riesgo de heredar la enfermedad o la condición de que se trate. En el caso del modelo autosómico recesivo se requiere que ambas copias de un gen estén afectadas, a menudo los padres suelen ser portadores de ese gen alterado, pero no presentan síntomas o enfermedad, sin embargo, el riesgo de repetición de la enfermedad por cada embarazo es de un 25%. Para el modelo dominante ligado al cromosoma X, la alteración del gen está como su nombre lo indica en el cromosoma X, en este modelo es común que se presente afectando principalmente a mujeres y a menudo las enfermedades que ocasiona son letales en los varones. A diferencia con el modelo recesivo ligado al cromosoma X, en el cual la mayoría de las veces un gen alterado ocasionará enfermedad en los varones y a menudo las mujeres no presentan síntomas o suelen estar con una afectación menos grave de lo que se observa en los varones. En la literatura se han reportado múltiples genes cuyas variantes o alteraciones se asocian frecuentemente con la presencia del TEA.

Por otro lado, cuando hay participación del medio ambiente y además la presencia de una alteración en algún gen (componente genético), la condición o enfermedad se puede incluir dentro de la llamada herencia compleja o herencia multifactorial. El TEA puede considerarse de origen genético cuando en la familia existe más de un caso o bien cuando se presenta como parte de las manifestaciones de otra enfermedad o síndrome[9].

TEA sindromático y no sindromático.

La palabra síndrome puede entenderse como el conjunto de características clínicas, que se presentan casi siempre juntas en una persona, independientemente de la causa que lo generó. En el estudio del TEA se emplea la palabra sindromático, derivada del término síndrome.

Para conocer mejor las condiciones clínicas de la persona atendida es necesario estudiar cada caso, en principio se deberá determinar si la entidad clínica que presenta la persona está acompañada de afectaciones en otros órganos o sistemas (a esto se denomina TEA sindromático) o bien se presenta como una entidad aislada, es decir sin otras afectaciones en su organismo (es el caso del TEA no sindromático)[10].

[7] Strachan, T. Read A. (2006). Genética Humana. (3a ed.). Distrito Federal, México: McGraw-Hill/Interamericana
[8] Nussbaum, R., McInnes, R. y Williard, H. (2004). Thompson & Thompson. Genética en medicina. (5a ed.). Barcelona, España: MASSON, S.A.
[9] Folstein, S. E., Rosen-Sheidley, B. Genetics of autism: complex aetiology for a heterogeneous disorder. *Nature Rev. Genet.* 2: 943-955, 2001.
[10] Gamsiz, E. D., Viscidi, E. W., Frederick, A. M., Nagpal, S., Sanders, S. J., Murtha, M. T., Schmidt, M., Simons Simplex Collection Genetics Consortium, Triche, E. W., Geschwind, D. H., State, M. W., Istrail, S., Cook, E. H., Jr., Devlin, B., Morrow, E. M. Intellectual disability is associated with increased runs of homozygosity in simplex autism. *Am. J. Hum. Genet.* 93: 103-109, 2013.

TEA sindromático.

Existen varios síndromes que pueden incluir manifestaciones del TEA, dentro de ellos destacan el síndrome de Angelman, Prader-Willi, Rett, X frágil, entre otros. Es de suma importancia que se conozca el diagnóstico sindromático dado que el médico pretende anticiparse a posibles complicaciones[11].

El síndrome del cromosoma X frágil es una enfermedad que presenta de forma muy frecuente características de TEA, a menudo dentro de las manifestaciones clínicas presentan talla alta, mandíbula prominente, orejas grandes, pecho hundido, enfermedad valvular cardiaca; cuando son adolescentes se puede apreciar en ellos testículos grandes, columna vertebral desalineada (escoliosis) y pie plano. Este síndrome esta ocasionado por alteraciones en el gen FMR1 cuya localización en el material genético es en brazo largo del cromosoma X (Xq27.3).

Casi el 50% de los hombres y el 16% de las mujeres con síndrome X frágil también tienen autismo, según el Centro para el Control y la Prevención de Enfermedades de EE. UU. Otros estudios han descrito en la literatura médica que hasta el 90% de los hombres con X frágil tienen algunos rasgos de autismo, como la tendencia a evitar el contacto visual. Los estudios indican que estos rasgos pueden presentarse de manera diferente en las dos condiciones. Por ejemplo, las personas con X frágil pueden mostrar algunos comportamientos repetitivos clásicos, como aleteo de manos, mientras que las personas con autismo suelen tener una amplia gama de comportamientos repetitivos, intereses restringidos o ambos. Las personas con X frágil y las que tienen autismo también pueden tener trayectorias de desarrollo divergentes: por ejemplo, los problemas sociales pueden empeorar más o más rápidamente en personas con autismo que en aquellas con autismo y X frágil[12].

Otro ejemplo de TEA considerado sindromático es el síndrome de Phelan-McDermid, en esta enfermedad la persona afectada suele tener talla alta, cara asimétrica, orejas y manos grandes, retraso del desarrollo y crisis convulsivas; en la etapa neonatal cursan con tono muscular bajo y dificultades para la alimentación, cuando crecen es notorio que presentan comportamiento masticatorio inapropiado, interacción social inadecuada, mala comunicación y comportamiento agresivo.

Además de conocer si la persona atendida cumple con las características de algún síndrome, establecer el diagnóstico sea sindromático o no, permite establecer el riesgo de volver a tener en la familia un pciente con TEA. Mientras que para el síndrome de Phelan-McDermid el modelo descrito parea la condición es el autosómico dominante, para otros como el síndrome del cromosoma X Frágil el modelo de herencia es ligado al cromosoma X, en ambos casos la probabilidad de repetición y la búsqueda de posibles portadores son distintas.

TEA no sindromático.

La susceptibilidad al TEA se ha descrito como AUTS (por sus siglas en inglés Autism Susceptibility) Existen distintos sitios en el material genético cuya alteración o variante confiere riesgo de presentar el TEA, se han descrito al menos 27 sitios diferentes, los cuales suelen incluir a genes que se relacionan con la migración y diferenciación neuronal, se trata de la presencia de una huella o marca distintiva del material genético de la

---

[12] Hernandez RN, Feinberg RL, Vaurio R, Passanante NM, Thompson RE, Kaufmann WE. Autism spectrum disorder in fragile X syndrome: a longitudinal evaluation. *Am J Med Genet A.* 2009 Jun;149A(6):1125-37. doi: 10.1002/ajmg.a.32848.

familia. El termino susceptibilidad puede entenderse como un incremento en la probabilidad de padecer TEA, riesgo distinto a la población que no cuenta con la presencia de una huella o marca distintiva del material genético que puede estar presente en la familia[13].

En la tabla 1 se presentan algunos de los modos de herencia y su relación con el gen de interés, de acuerdo con el tipo de susceptibilidad con el que han sido descritos en la literatura médica.

Genética y TEA.

El TEA se considera un trastorno multifactorial complejo que involucra muchos genes. Se han identificado varios sitios en el material genético con alteraciones que pueden contribuir a las características clínicas (fenotipo), por ejemplo, algunas pueden incluir la alteración de un gen y otras el fragmento de un cromosoma[14].

Desde el punto de vista clínico como ya se menciono, existen algunas alteraciones en el material genético que suelen estar asociadas al TEA y pueden ser demostrables, es común que se presente como parte de las manifestaciones en el síndrome de X Frágil, una enfermedad en la que el gen denominado FMR1 presenta una alteración (mutación), es importante recordar que un gen es una unidad del material genético, con una función específica, en este caso en la etapa fetal del cerebro humano este gen participa en el crecimiento (proliferación) y traslado (migración) celular del sistema nervioso[15].

También se ha reportado en la literatura médica la pérdida de un fragmento de material hereditario, para ello es importante recordar que para conocer la localización de un gen o de una parte del material genético se usa la denominación mediante su sitio en los cromosomas, cada una de nuestras células del cuerpo (células somáticas) tienen en su núcleo 46 cromosomas los cuales a su vez son portadores de la información genética. Una de las perdidas (deleción) de material genético que con mayor frecuencia se ha reportado es la del brazo largo del cromosoma 22 (22q13.3 para ser preciso), esta pérdida de material genético está asociada a casos con más de un individuo afectado con TEA en la familia.

Para el primer caso, es decir el del síndrome del cromosoma X frágil, será necesario realizar un estudio de gen, un estudio molecular que permita conocer la secuencia genética (pares de bases); mientras que para el segundo caso, el de la pérdida de un fragmento del cromosoma 22, el estudio necesario es aquel que permite conocer pequeñas pérdidas (deleciones) en el material genético como es el estudio de Hibridación Genómica Comparativa o Microarreglos[16].

La Esclerosis Tuberosa tipo 1 es otro ejemplo de enfermedad de origen genético donde se puede presentar TEA hasta en un 25% de los casos, en esta condición se presentan fibromas, tumoraciones en riñón y corazón, crisis convulsivas, entre otras manifestaciones; es una entidad con una forma de presentación altamente variable entre los afectados, ha sido descrita con modelo de herencia autosómico dominante donde cada individuo afectado

---

[13] Phenotypic Series - PS209850. (2020). Recuperado el 21 de mayo de 2020, de Online Mendelian Inheritance in Man® website: https://omim.org/phenotypicSeries/PS209850

[14] Baronio, D., Castro, K., Gonchoroski, T., de Melo, G. M., Nunes, G. D., BambiniJunior, V., et al. (2015). Effects of an H3R antagonist on the animal model of autism induced by prenatal exposure to valproic acid. *PLoS ONE* 10:e0116363. doi: 10.1371/journal.pone.0116363

[15] Delgado Alfonso, Galán Enrique, Lapunzina Pablo. (2012). Asesoramiento Genético en la Práctica Médica. Madrid: Editorial Médica Panamericana.

[16] Kavita S Reddy. Cytogenetic abnormalities and fragile-x syndrome in Autism Spectrum Disorder. *BMC Med Genet.* 2005; 6: 3. Published online 2005 Jan 18. doi: 10.1186/1471-2350-6-3

tiene un riesgo del 50% de heredar la condición a sus hijos, para este caso será necesario será realizar un estudio del gen TSC1, localizado en el brazo largo del cromosoma 9 (9q34.13) a fin de conocer el defecto genético relacionado con el padecimiento [17,18].

Por otro lado, el TEA podría presentarse como parte de las características de la Fenilcetonuria no tratada, esta enfermedad puede causar daño cerebral, discapacidad intelectual, alteraciones de la conducta y crisis convulsivas, a menudo el tratamiento consiste en una dieta estricta con cantidades limitadas de proteínas. La fenilcetonuria ha sido descrita como una enfermedad con modelo de herencia autosómico recesivo, en este modelo los padres habitualmente tendrán un 25% de probabilidad de que se pueda presentar la misma enfermedad en el producto de cada embarazo, la fenilcetonuria es un desorden del metabolismo en la que la persona nace con el defecto de una proteína (enzima) llamada fenil-alanina hidroxilasa (cuya función es obtener el aminoácido tirosina a partir de otro llamado fenilalanina), en esta enfermedad el primer estudio que deberá realizarse, de forma inmediata, es el de un tamiz metabólico ampliado, un estudio en el que se pueda conocer la actividad de la proteína (enzima fenil-alanina hidroxilasa)[19].

Hasta el momento no existe un "estudio genético" que lo abarque todo, para ello el estudio integral debe realizarse con el profesional especializado para determinar cuál o cuáles son los estudios genéticos o moleculares que mejor convienen al caso. Cada estudio ofrece una ventaja con respecto a otros, pero habitualmente suelen ser complementarios, es decir aquello que uno de los estudios no logra indagar posiblemente otro si lo podrá hacer, esa parte sobre la indicación del estudio más adecuado le corresponde al médico genetista, asesorar al paciente y a la familia. En la tabla 1 se enlistan las condiciones clínicas más frecuentes que a menudo incluyen en sus manifestaciones características del TEA.

En la base de datos OMIM (por sus siglas en inglés Online Mendelian Inheritance in Man) hasta mayo del 2020, se habían descrito poco más de 200 alteraciones en el material genético con alguna alteración asociada al TEA. Ante tal cantidad de variaciones en el material genético cada vez se disponen de herramientas más poderosas que pueden ayudar en el diagnóstico como son los estudios de exoma y genoma completo, en estos es posible conocer la secuencia de casi la totalidad de la parte genética que codifica para alguna función (exoma) y de la secuencia completa de nuestro material genético (genoma).

La tarea para descartar una alteración genética relacionada con el TEA requiere en principio una valoración por genética y una vez que se conozca o no dicha alteración, a la familia, en especial a los padres y al sujeto de estudio se le deberá incluir en un proceso denominado asesoramiento genético.

Heredabilidad del TEA.

[17] Sabah Nisar, Sheema Hashem, Ajaz A. Bhat, Najeeb Syed, Santosh Yadav, Muhammad Waqar Azeem, Shahab Uddin, Puneet Bagga, Ravinder Reddy, Mohammad Haris. Association of genes with phenotype in autism spectrum disorder. *Aging* (Albany NY) 2019 Nov 30; 11(22): 10742–10770

[18] Smalley SL. Autism and tuberous sclerosis. *J Autism Dev Disord* 1998;28(5):407–14.

[19] Schaefer GB, Mendelsohn NJ. Genetics evaluation for the etiologic diagnosis of autism spectrum disorders. *Genet Med.* 2008 Jan;10(1):4-12. doi: 10.1097/GIM.0b013e31815efdd7.

El término heredabilidad puede entenderse como la parte de una enfermedad que puede atribuirse a factores genéticos. La heredabilidad calculada del TEA es de alrededor del 90%, esto significa que en la gran mayoría de los casos estará presente alguna alteración del material genético, este dato fue apoyado con el conocimiento de estudios en gemelos, partiendo de que a menudo los gemelos tienen una influencia ambiental muy parecida. El TEA ocurre cuatro veces más en hombres que en mujeres, con una proporción aún mayor en las formas más leves.

Cuando hay presencia del TEA en gemelos, muy pocos casos se describen como la presencia del TEA en un solo gemelo, la probabilidad de que afecte a ambos es muy alta, hay una coincidencia (concordancia) del 70% en gemelos idénticos (monocigóticos); 90% si se usa una definición más amplia para la condición[20].

Cuando se presenta un caso de TEA en la familia, la probabilidad de repetición, es decir de presentarse otro caso en esa misma familia, es mucho más alta de lo esperado en la población general. El riesgo de tener nuevamente un hijo con TEA (recurrencia) para una pareja generalmente es del 4% si el primer niño afectado es mujer y del 7% si el primer niño es hombre. El riesgo de recurrencia aumenta aún más con un segundo hijo afectado pudiendo llegar hasta de un 50%. El patrón familiar en el autismo parece muy consistente con la herencia multifactorial.

Tomando en cuenta los casos no sindromáticos debemos recordar que puede tratarse de una enfermedad considerada multifactorial, que resulta de factores de riesgo genéticos y no genéticos. Existe evidencia de la participación de alteraciones genéticas en la etiología (causa) de los TEA, ya que los hermanos nacidos en familias con este trastorno tienen un riesgo 35 a 40% de desarrollar TEA. La causa no es del todo conocida, es probable que las interacciones entre múltiples genes y la variabilidad en la expresión como resultado de variaciones en el material genético y la exposición a factores ambientales sean responsables del TEA[21].

A manera de ejemplo una familia que tiene dos hijos uno de ellos con diagnóstico de TEA, y el otro recién nacido. A menudo una pregunta que tendrán esos padres será saber si su hijo pequeño también podrá presentar TEA, es importante recordar que muchas de las manifestaciones se presentarán con la edad; sin embargo, como ya se ha descrito existe al menos un 7% de riesgo de que ese recién nacido presente TEA. El adecuado seguimiento y la búsqueda de alteraciones del material genético en los individuos afectados es fundamental, de encontrarse alguna alteración podría buscarse en el hermano a fin de contestar esa pregunta que a menudo aflige a los padres, de esta manera ellos podrían planificar mejor su futuro reproductivo.

Asesoramiento genético.

Las familias de personas con TEA deben incluirse en un proceso llamado asesoramiento genético, en donde el médico genetista buscará generar que la familia comprenda los aspectos médicos de la enfermedad, entienda como la herencia contribuye a la aparición de la enfermedad o condición y conozca el riesgo de repetición de

---

[20] Cook EH Jr. Genetics of autism. *Child Adolesc Psychiatr Clin N Am* 2001;10(2):333–350
[21] Stubbs, G., Henley, K., and Green, J. (2016). Autism: will vitamin D. supplementation during pregnancy and early childhood reduce the recurrence rate of autism in newborn siblings? *Med. Hypotheses* 88, 74–78. doi: 10.1016/j.mehy.2016.01.015

esta; buscando que la persona atendida pueda utilizar la información genética de un modo significativo a nivel individual que promueva la salud, reduzca al mínimo la angustia y aumente el control personal[22].

La cantidad de riesgo de repetición en la descendencia puede variar entre una familia y otra, al igual que el tipo de estudio(s) que se requieren, por ello es preferible que tanto la persona atendida como la familia acudan a servicios que cuenten con médicos especialistas que trabajen en equipo, una mayor comprensión de la interacción entre los factores genéticos y ambientales de las causas del TEA puede conducir a una estrategia terapéutica optimizada.

Tabla 1. Ejemplos de TEA no sindromático.

Ubicación	Fenotipo	Herencia	Gen/Locus (sitio en el genoma)
7q22	Susceptibilidad al autismo 1	Casos aislados. Multifactorial	AUTS1
13q14.2-q14.1	Susceptibilidad al autismo 3	Casos aislados. Multifactorial	AUTS3
15q11	Susceptibilidad al autismo 4	Autosómico Dominante	AUTS4
Xq13.1	Susceptibilidad al autismo 1, ligado al cromosoma X	Ligado al cromosoma X	NLGN3, ASPGX1, AUTSX1
Xp22.32-p22.31	Susceptibilidad al autismo 2, ligado al cromosoma X	Casos aislados. Multifactorial. Ligado al cromosoma X	NLGN4, KIAA1260, AUTSX2, ASPGX2
Xq28	Susceptibilidad al autismo 3, ligado al cromosoma X	Ligado al cromosoma X	MECP2, RTT, PPMX, MRX16, MRX79, AUTSX3, MRXSL, MRXS13

Tabla 2. Enfermedades y síndromes asociados con TEA.

Enfermedad o síndrome	Gen	Sitio (locus)
Angelman	UBE3A	15q11.2
De lange	NIPBL	5p13.2
Esclerosis Tuberosa 1	TSC1	9q34.13
Esclerosis Tuberosa 2	TSC2	12q15, 16p13.3
Hiperfenilalaninemia	HPANBH4	10q21.3
Neurofibromatosis	NF1	17q11.2
Prader-Willi	NDN	15q11.2
Rett	MECP2	Xq28
Smith-Lemli Opitz	DHCR7	11q13.4
Sotos	5q35.3	NSD1
Veocardiofacial		Deleción en 22q11.21
Williams-Beuren		7q11.23
X frágil	FMR1	Xq27.3

[22] Elssa N, Al-Houqani M, Sadeq A, Ojha SK, Sasse A and Sadek B (2018) Current Enlightenment About Etiology and Pharmacological Treatment of Autism Spectrum Disorder. *Front. Neurosci.* 12:304. doi: 10.3389/fnins.2018.00304

TEORIAS PSICOLOGICAS

"Mirar directamente a las personas o a los animales es frecuentemente una experiencia insoportable"

Jasmine O'Neill

Psic. Educ. Laura Julieta Sánchez Lara

Desde las descripciones iniciales de Kanner (1943) y Asperger (1944), se ha buscado una explicación a este trastorno a través de bastantes investigaciones científicas y de las descripciones de las propias personas con TEA. Para facilitar esta comprensión, se han desarrollado algunas teorías que tratan de explicar el TEA de forma global

Los psicólogos junto con los neurólogos han desarrollado teorías sobre las dificultades y diferencias en la forma autista de procesamiento de información en el cerebro[1]. La búsqueda de una explicación neurocognitiva del autismo ha dado lugar a cuatro grandes hipótesis que se reconocen en todo el mundo: La coherencia central débil, la teoría de la mente, la disfunción ejecutiva y la Intersubjetividad. Estas teorías han hecho mucho para aumentar la comprensión del autismo "desde dentro"[2].

Teoría de la Mente

La teoría de la mente, concepto acuñado por Premack y Woodruff en 1978, definida como la capacidad para comprender la existencia de estados mentales (deseos, creencias, pensamientos, ideas, sentimientos, etc.), la capacidad de atribuir esos estados a uno mismo y a los demás, de entender que pueden ser verdaderos o falsos y de ser capaz de emplear esta competencia en la predicción de situaciones derivadas del comportamiento de los demás.

La investigación acerca de la teoría de la mente en el TEA comienza en 1985 evaluando la capacidad de mentalización utilizando la conocida prueba de Sally y Anne. Esta prueba cualitativa, muestra la capacidad de una persona para ponerse en el lugar de otro y que tan difícil le resulta comprender o predecir la conducta, pensamientos e intenciones que los demás tienen. las dificultades principales de las personas con TEA en los procesos mentales son: saber reconocer intenciones de los demás, juego simbólico, falta de imaginación, inferencias de estados emocionales y direcciones de la mirada, engaños y mentiras, nula comprensión del sarcasmo, metáforas, bromas e ironías y los problemas comunicativos de origen pragmático (uso del lenguaje en el contexto social)[3].

---

[1] Vermeulen, P. Autism as context blindness. Shawnee Mision, KS.(2012).: Autism Asperger Publishing Company, AAPC Publishing.

[2] Alvarez R., Franco V., Gracia F., Garcia A.M., Giraldo L., Montealegre S., Mota C., Muñoz M., Perez B., Manual didáctico para la intervención en atención temprana en trastorno del espectro del autismo. Federación Autismo Andalucía

[3] Baron-Cohen, S., Leslie, A. M., y Frith, U. (1985). Does the autistic child have a "theory of mind"?. Cognition, 21(1), 37-46.

El déficit en la teoría de la mente en personas con autismo suele aparecer desde el comienzo de la vida con dificultades en la atención conjunta, en el primer año, y continúa con la adquisición atípica de algunas capacidades relacionadas. La teoría de la mente o metacognición no influye en el desarrollo posterior de las funciones ejecutivas ni de la coherencia central. Esto puede llevar a pensar que la maduración de la capacidad de mentalización en las personas con autismo depende del desarrollo de las funciones ejecutivas y de la coherencia central, que se convertirían así en factores de riesgo que predecirían el desarrollo mentalista posterior.

Teoría de la Coherencia Mental Débil

La teoría de la coherencia central débil fue formulada por Francesca Happé y Uta Frith en 1989, dificultad de integración de información sensorial, necesaria para comprender situaciones sociales y la perspectiva de los demás. Esta dificultad la presentan las personas con TEA para integrar la información en un único todo coherente y general; focalizando su atención en pequeños detalles (procesamiento fragmentario). Este procesamiento de la información puede explicarse en parte por el funcionamiento del hemisferio cerebral derecho que presentan las personas con TEA. Este hemisferio es el encargado del procesamiento de la información viso-espacial y de otros aspectos relacionados con la comunicación no verbal. también procesa mejor la información táctil y visual[4].

Mientras que las personas con adecuado desarrollo poseen una tendencia natural a integrar la información que perciben en un todo, las personas con TEA tienen un estilo natural de percibir el mundo diferente, de forma fragmentada. Perciben bien las partes, pero no el todo, es decir, tienden a ver las cosas centrándose en los detalles y les resulta complejo integrar la información en conjunto. Entienden lo que perciben en un momento, como la suma de todos los pequeños detalles, por lo que les resulta difícil reconstruir o integrar todos los elementos, e igualmente complejo extraer información independiente del contexto en el que ocurre. Les cuesta trabajo, igualmente, interconectar información nueva con la almacenada en su memoria.

A nivel perceptual, en las personas con TEA, la tendencia a enfocarse en los detalles de manera frecuente perjudica o altera la percepción de estímulos en su totalidad. Se destaca así una mayor capacidad de fragmentación y apoyo en elementos adyacentes de un estímulo visual para la extracción de patrones; un menor efecto de la presentación invertida de estímulos en el procesamiento de caras, ya que se requieren dos tipos de procesamiento de rasgos y de conjunto.

A nivel conceptual, en las personas con TEA, el enfoque en los detalles genera dificultades en el procesamiento del contexto, en la extracción de significados y en la creación de prototipos. Se explica así que se pueden presentar dificultades en la generalización de aprendizajes debido a la ausencia de prototipos, que dificultan el reconocimiento de situaciones o estímulos similares. Sólo cuando una situación o estímulo comparte detalles clave con una experiencia previa vivida por una persona con TEA, habrá más probabilidad de que se produzca una generalización.

---

[4] Happe, F., y Frith, U. The weak coherence account: Detail-focused cognitive style in autism spectrum disorders. Journal of Autism and Developmental Disorders, (2006), 36(1), 5-25.

De esta manera el identificar la información fragmentada, provoca dificultades importantes en muchos ámbitos, incluido el terreno socio-emocional, ya que hay muchas claves en el entorno que nos permiten desenvolvernos de forma adecuada en contextos sociales e interacciones interpersonales, la coherencia central débil en personas con autismo, puede explicar algunas características como la literalidad en las conversaciones, los islotes de capacidades o la gran memoria mecánica.

De manera natural contamos con la capacidad para construir significados con los elementos que conocemos. Podemos relacionar la información que tenemos con la que vamos adquiriendo. Cuando la coherencia central es débil eso resulta mucho más complejo. Se entiende como un todo lo que perciben en ese momento determinado. De ahí que suelan sentirse más cómodas ante conductas que se repiten y situaciones familiares.

Attwood dice que: Una metáfora muy útil para entender en qué consiste la coherencia central débil es imaginarnos que enrollamos una hoja de papel en forma de tubo y con un ojo cerrado lo aplicamos contra el otro ojo abierto, como si fuera un telescopio, y miramos el mundo a través de él: se ven los detalles, pero no se percibe el contexto[5].

A nivel de procesamiento visual en las personas con TEA, existen hallazgos que indican:

- No preferencia por el lado superior en imágenes de caras invertidas.
- Menor discriminación perceptiva del tipo igual-diferente.
- Menor discriminación del género en la percepción de caras.
- Menor identificación de la expresión facial de emociones independientemente del Cociente Intelectual, en particular por la emoción del miedo, quizás debido a la menor atención a los aspectos globales del rostro y procedente de la región de los ojos.
- Menor susceptibilidad al movimiento visualmente inducido.
- Mayores umbrales en la percepción de movimientos coherentes.
- Mayores habilidades de búsqueda visual.

En cuanto a la percepción auditiva en las personas con TEA, existen hallazgos que indican la presencia de:

- Memoria estable para tonos exactos.
- Mayor procesamiento de estímulos musicales a nivel local, a pesar de mantener competencias de procesamiento global intactas.
- Menor interferencia de la estructura melódica.
- Menor influencia de estímulos visuales en la percepción auditiva del discurso.

Funciones Ejecutivas

Función ejecutiva es la capacidad cognitiva de conductas dirigidas hacia una meta, orientadas hacia el futuro, que se consideran mediadas por los lóbulos frontales. Incluyen la planificación, inhibición de respuestas prepotentes, flexibilidad, búsqueda organizada y memoria de trabajo. Todas las conductas de función ejecutiva

---

[5] Attwood, T., Guía del Síndrome de Asperger. Barcelona: Paidós. 200).

comparten la necesidad de desligarse del entorno inmediato o contexto externo para guiar la acción a través de modelos mentales o representaciones internas, necesarias para controlar y autorregular la propia conducta. Es decir, las funciones ejecutivas son lo que nos permite establecer, mantener, supervisar, corregir y alcanzar un plan de acción dirigido a una meta.

Dentro de los trastornos del espectro Autista hay un número elevado de estudios sobre las funciones ejecutivas. El déficit en estas personas está en la capacidad de flexibilidad que en su día a día se refleja principalmente en la resistencia al cambio que pueden mostrar. Para la realización de esta tarea, además de la flexibilidad también están involucradas la inhibición, la memoria de trabajo y el cambio atencional, por lo que resulta difícil determinar cuál de estos procesos falla cuando la tarea no se realiza de manera adecuada[6].

Las personas con TEA muestran dificultades para dejar de hacer una determinada tarea en algunos momentos o con algunas actividades y así, no poder pasar a la siguiente tarea. Numerosos estudios han demostrado que, en el TEA, son frecuentes los déficits en la flexibilidad, en la capacidad de planificación y memoria de trabajo. Otras investigaciones hablan de las funciones ejecutivas como un déficit primario en el autismo universal y capaz de explicar otros déficits del trastorno como los sociales o cognitivos.

Existen estudios acerca del rendimiento ejecutivo en familiares de personas con autismo. Entre los mismos hay algunos que han encontrado dificultades en estas tareas en gemelos y en padres. Por otro lado, también se han observado disfunciones ejecutivas en personas con rasgos autistas que no han recibido un diagnóstico.

Mediante técnicas de Neuroimagen se ha mostrado un desarrollo atípico de estructuras del lóbulo frontal, menor densidad de la materia gris y un funcionamiento anormal en regiones frontoestriatales[7,8]. Un ejemplo es el caso del córtex cingulado anterior, donde se observa un menor funcionamiento en personas con autismo durante el desarrollo de tareas Go/No-Go[9]. Esta disfunción ejecutiva presente en personas con TEA se puede vislumbrar a través de algunas características del trastorno como son: la ausencia de empatía, conductas estereotipadas, rutinas, intereses restringidos, reacciones desmesuradas ante cambios en el entorno, conductas compulsivas, pobre afectividad, reacciones emocionales repentinas e inapropiadas, falta de originalidad y creatividad, dificultad para focalizar la atención o poca habilidad para organizar actividades futuras [10, 11].

Teoría de la Intersubjetividad

Se denomina intersubjetividad a la capacidad del ser humano de "introducirse" en los estados mentales de los demás interlocutores, lo que permite compartir conocimientos entre ambos. Esta capacidad innata, surge mucho antes del desarrollo del lenguaje y es independiente a él. Esta es la premisa básica que permite acercarse al

[6] Bond, J. A., y Buchtel, H. A. Comparison of the Wisconsin Card Sorting Test and the Halstead Category Test. Journal of Clinical Psychology, (1984). 40, 1251-1255.

[7] Carper, R. A., y Courchesne, E. Localized enlargement of the frontal cortex in early autism. Biological psychiatry, (2005).57(2), 126-133.

[8] McAlonan, G. M., Cheung, V., Cheung, C., Suckling, J., Lam, G. Y., Tai, K. S., ... y Chua, S. E. (2005). Mapping the brain in autism. A voxel-based MRI study of volumetric differences and intercorrelations in autism. Brain, 128(2), 268-276.

[9] Chan,A.S.,Han,Y.M.,Leung,W.W.M.,Leung,C.,Wong,V.C.,yCheung,M.C.(2011).Abnormalitiesinthe anterior cingulate cortex associated with attentional and inhibitory control deficits: a neurophysiological study on children with autism spectrum disorders. Research in Autism Spectrum Disorders, 5(1), 254- 266.

[10] Bradshaw, J. L. (2001). Developmental disorders of the frontostriatal system: Neuropsychological, neuropsychiatric, and evolutionary perspectives. Hove: Psychology Press.

[11] Damasio, A. R., y Anderson, S. W. (1993). The frontal lobes. En K. Heilman y E. Valenstein (Eds.), Clinical neuropsychology (pp. 409-448). Oxford, England: Oxford University Press.

conocimiento del mundo social, el reconocimiento del mundo de la vida cotidiana como lugar de la intersubjetividad y del vínculo social.

Es posible evidenciarla a temprana edad en los menores (alrededor de los dos meses de vida), puesto que ya comienzan a tener interés por los rostros humanos y las emociones que estos le profesen, lo que incita al menor a demostrar el afecto que le tiene al adulto mediante gestos y expresiones faciales a modo de respuesta, manifestándose como un tipo de conversación rudimentaria, no verbal y prelingüística. A medida que el niño crece, descubre que el mundo tiene un sin fin de elementos, por lo tanto, la atención que se centraba solo en las personas, ahora también la dirige a estos elementos. Ante esta situación el niño percibe a la madre de forma distinta, viéndola no tan solo como una persona que satisface sus necesidades, sino que la considera como un medio para entender los nuevos elementos que conforman su mundo. A esto Trevarthen lo llamó intersubjetividad secundaria.

Desde un modelo afectivo-emocional, proponen que las emociones y los afectos serían los primeros pasos para el acceso intersubjetivo. Las personas con TEA tendrían dificultades específicas para procesar estímulos emocionales. Se propone que en muchas personas con TEA son muy escasos o nulos los indicios de percibir a otra persona como "sujeto" planteando que, si espontáneamente, se logra la intersubjetividad primaria, el logro de intersubjetividad secundaria ofrecería muchísimas dificultades para establecerse y en muchos casos no se consolidaría[12,13].

La intersubjetividad se inicia con aspectos predominantemente corporales como es el compartimiento del mismo esquema corporal y se va extendiendo desde ahí a aspectos cada vez más complejos y abstractos pertenecientes al mundo cognitivo y afectivo.

Entendiendo a las emociones y a los afectos como los primeros caminos hacia las mentes de los otros, algunas personas con TEA no pueden darse cuenta, o lo hacen con bastantes dificultades, de que las personas se diferencian de las cosas en el modo de establecer con ellas un contacto intersubjetivo. Como consecuencia de las carencias que presentan en relación con el establecimiento de relaciones intersubjetivas, aparecen dificultades para empatizar con las personas ("sentir con ellas"), alteraciones importantes en la decodificación de emociones, comunicación declarativa ausente o muy escasa, ausencia de gestos protodeclarativos (consiste en atraer la atención de una persona sobre un objeto) y, en los casos más severos, ausencia también de gestos protoimperativos (petición de algo que se desea con mucha fuerza señalándolo) y uso "instrumental" de las personas para pedir sin hacer uso de signos.

Estas teorías tratan de explicar como piensan las personas con TEA y como procesan la información a nivel cerebral. Aunque estas teorías han mejorado considerablemente nuestra comprensión del autismo, ninguna de ellas logra explicar todo el cuadro completo. En otras palabras, ninguna de ellas puede explicar plausiblemente todas las características del comportamiento de las personas con trastorno del espectro del autismo. Por ejemplo,

---

[12] Trevarthen, C. (1998). The concept and foundations of infant intersubjectivity. In, S. Bråten (Ed.), Intersubjective Communication and Emotion in Early Ontogeny, (pp. 15-46). Cambridge: Cambridge University Press.
[13] Hobson, R. P. (1993). Autism and the development of mind. Hillsdale, NJ: Taylor & Francis.

el enfoque de la teoría de la mente explica muy bien las dificultades sociales y de comunicación, pero es difícil encontrar una conexión lógica entre la falta de teoría de la mente y los comportamientos inflexibles o la resistencia al cambio. Es más, todas ellas presentan funciones cognitivas de alto nivel como variables clave en su explicación del autismo, ignorando el hecho de que el autismo también afecta las funciones cognitivas perceptivas y más bien básicas (p. ej. problemas sensoriales y de atención en el TEA).

.

MANIFESTACIONES Y EVOLUCION A LO LARGO DE LA VIDA

"Si las demás personas pudieran experimentar durante tan solo unos minutos lo que es el autismo, podrían saber cómo ayudar".

Therese Joliffe

Dr. Gessen Salmerón Gómez

El diagnóstico de autismo se suele confirmar entre los 3 y 6 años, si bien estas cifras varían en función de la zona geográfica (medio rural o urbano) y del entorno sociocultural[1]. El intervalo de edad a partir del cual los padres recuerdan haberse preocupado seriamente por el desarrollo de su hijo se sitúa en los 15-18 meses[2] .Sin embargo se tienen estudios donde los síntomas comienzan a partir de los 6 meses[3].

6 meses a 1 año

Manifestaciones conductuales detectadas entre los 6-12 meses mediante la evaluación de vídeos realizados en casas (domésticos)[4].

- Retraso en el seguimiento de la cara.
- Retraso en el seguimiento con la mirada cuando otra persona señala con el dedo.
- Falta de respuesta al nombre.
- Reducción del contacto ocular.
- Reducción de la sonrisa social.
- Disminución de gestos comunicativos, señalar con el dedo declarativamente.
- Menor frecuencia en dirigir la mirada y vocalizaciones a otras personas.
- Orientación social.
- Estereotipias.
- Sutiles retrasos en el desarrollo motor.

Si bien, las primeras manifestaciones del autismo están presentes antes del primer año, no está claro en qué medida son signos propios y específicos del autismo o pueden estar vinculados a un trastorno asociado, por ejemplo, a la discapacidad intelectual, presente en los de casos de TEA.

---

[1] Yirmiya N, Charman T. The prodrome of autism: early behavioral and biological signs, regression, peri- and post-natal development and genetics. J Child Psychol Psychiatry 2010; 51: 432-58.
[2] Hernández JM, Artigas-Pallarés J, Martos-Pérez J, PalaciosAntón S, Fuentes-Biggi J, Belinchón-Carmona M, et al. Guía de buena práctica para la detección temprana de los trastornos del espectro autista. Rev Neurol 2005; 41: 237-45.
[3] Zwaigenbaum L, Bryson S, Garon N. Early identification of autism spectrum disorders (I). Behav Brain Res 2013; 251: 133-46.
[4] El autismo en el primer año Isabel Paula-Pérez, Josep Artigas-Pallarés Rev Neurol 2014; 58 (Supl 1): S117-S121

1 a 3 años

Los 15 meses es cuando los síntomas principales y claros del autismo en la socialización y comunicación comienzan a ser evidentes[5]. La presencia de conductas repetitivas puede comenzar incluso más tarde de los 24 meses. Por ello no es infrecuente que diagnósticos iniciales de Trastornos del Lenguaje en los primeros 2-3 años de vida, al aparecer posteriormente conductas repetitivas, cambien a un diagnóstico de autismo[6]. No todos los casos de autismo tienen un comienzo insidioso y/o progresivo (de acuerdo con el tiempo se van agregando mas sintomatología). Un 25-30% de los padres describe un desarrollo evolutivo dentro de la normalidad en el primer año o 18 meses de vida, y es después cuando existe una regresión (retroceso) en el interés y comunicación social como primeros signos evidentes de autismo. La causa de esta regresión temprana no está clara y en muchas ocasiones todas las pruebas médicas resultan dentro de la normalidad. Este inicio regresivo del autismo se ha asociado incluso con los que desarrollan el lenguaje más tempranamente, y no está claro si la evolución es peor si el inicio sintomático cursa con regresión[7].

3 a 5años

Los problemas sociales de las personas con un TEA no son simplemente "dificultades" sociales, como ser tímidos, son dificultades sociales que pueden generar problemas graves en la vida diaria[8].

- No responder a su nombre aun cuando existen evidencias de que no hay sordera
- Evitar el contacto visual.
- Preferir jugar solos.
- No compartir intereses con los demás.
- Interactuar únicamente para llegar a una meta deseada.
- Tener expresiones faciales apáticas o inadecuadas.
- No comprender los límites del espacio personal.
- Evitar o resistirse al contacto físico.
- No sentir el consuelo que le dan otras personas cuando están angustiados.
- Tener dificultades para comprender los sentimientos de otras personas y para hablar de sus propios sentimientos.
- No jugar juegos de simulación (jugar "a darle de comer" a un muñeco) para cuando llegan a los 18 meses de edad.
- Escasa atención a lo que hacen otras personas.
- No señalar los objetos para demostrar su interés (no señalar un avión que pasa volando) para cuando tienen 14 meses de edad.

[5] Sacrey LA, Zwaigenbaum L, Bryson S, Brian J, Smith IM, Roberts W, et al. Can parents' concerns predict autism spectrum disorder? A prospective study of high-risk siblings from 6 to 36 months of age. J Am Acad Child Adolesc Psychiatry 2015; 54: 470-8.
[6] Ozonoff S, Young GS, Landa RJ, Brian J, Bryson S, Charman T, et al. Diagnostic stability in young children at risk for autism spectrum disorder: a baby siblings research consortium study. J Child Psychol Psychiatry 2015; 56: 988-98.
[7] Parr JR, Le Couteur A, Baird G, Rutter M, Pickles A, Fombonne E, et al. Early developmental regression in autism spectrum disorder: evidence from an international multiplex sample. J Autism Dev Disord 2011; 41: 332-40.

- Tener dificultades para comprender los sentimientos de otras personas y para hablar de sus propios sentimientos.
- Escaso desarrollo del juego simbólico o del uso funcional de los objetos.
- No jugar juegos de simulación (p. ej., no jugar "a darle de comer" al muñeco).
- Interactuar únicamente para llegar a una meta deseada.
- Evitar o resistirse al contacto físico.
- No comprender los límites del espacio personal.
- No sentir el consuelo que le dan otras personas cuando están angustiados.

Comunicación

- Presentar retrasos en las destrezas del habla y el lenguaje (entender mensajes).
- Repetir palabras o frases una y otra vez (ecolalia).
- Dar respuestas no relacionadas con las preguntas que se les hace.
- Irritarse con los cambios pequeños.
- No comprender los chistes, el sarcasmo ni las bromas.
- Tener expresiones faciales apáticas o inadecuadas.
- Hablar con un tono monótono, robótico o cantado.
- Invertir los pronombres (p. ej., decir "tú" en lugar de "yo").
- Usar pocos o ningún gesto (p. ej., no decir adiós con la mano).
- Dar respuestas no relacionadas con las preguntas que se les hace.
- No señalar ni responder cuando se les señala algo.

Algunos ejemplos de intereses y comportamientos poco habituales relacionados con los TEA incluyen los siguientes[8]:

- Tener intereses obsesivos.
- Aletear las manos (manierismos), mecerse o girar en círculos.
- Tener reacciones poco habituales al sonido, el olor, el gusto, el aspecto, el tacto o el sonido de las cosas.
- Formar líneas con juguetes u otros objetos.
- Jugar con los juguetes de la misma forma todas las veces.
- Mostrar interés por partes de los objetos (p. ej., las ruedas).
- Ser muy organizados.
- Irritarse con los cambios pequeños.
- Tener que seguir determinadas rutinas.

---

[8] Johnson, C.P. Early Clinical Characteristics of Children with Autism. In: Gupta, V.B. ed: Autistic Spectrum Disorders in Children. New York: Marcel Dekker, Inc., 2004:85-123.

Edad Escolar

En la edad escolar, a los síntomas ya mencionados se agregan las dificultades de incorporarse en el juego en grupo, se añaden los problemas de coordinación y psicomotricidad que interfieren en los juegos físicos y deportes, lo que agrava el desarrollo de amistades y el juego con otros niños, dificultades expresivas de lenguaje, de comprensión de lenguaje, en especial el lenguaje inducido (sobreentendido), el lenguaje no contextualizado (imaginario) y el lenguaje abstracto (ideas o pensamientos), psicomotricidad fina que interfieren en el aprendizaje escrito y las actividades graficas[9].

Adolescencia

La sintomatología de autismo mejora con la edad, en especial en la adolescencia, pero por el contrario las necesidades sociales requeridas relacionadas con la edad aumentan drásticamente. Las relaciones entre adolescentes son complejas tanto con personas del mismo sexo como del sexo opuesto, y participar en conversaciones en grupo es prácticamente imposible para un adolescente con autismo. Las dificultades en su autonomía, higiene, autocuidado y desarrollo afectivo pueden proporcionarles dificultades de relación con sus compañeros. A esto se suman las demandas de aprendizaje cada vez mayores, y necesitan adaptaciones curriculares o dispositivos escolares individualizados que les permitan desarrollar su enseñanza obligatoria, de formación profesional y, en algunos casos de TEA de alto funcionamiento, universitaria. Es en esta edad, debido a un estrés constante relacionado con la necesidad de adaptación a las demandas de todo tipo a las que ellos no tienen recursos para responder, cuando aparecen comorbilidades emocionales.

Edad adulta

El diagnostico en la edad adulta del TEA puede ser difícil, los pacientes tienen comportamientos muy diversos, muchas de ellas presentan diagnostico erróneos, o simplemente no tienen diagnóstico debido que los síntomas son poco característicos, aunque los síntomas de comunicación, interacción social y conductas repetitivas o restrictivas mencionados con anterioridad siguen siendo persistentes en diferentes grados. El enfoque que se le da a esta edad va en relación con las dificultades que se tiene en la vida diaria y el manejo de esta[10]:

- Dificultades para trabajar en equipo: ya que les cuesta entender la mente y la conducta de las otras personas, y la suya propia.

- Dificultad para mantener relaciones sociales o dificultad para hacer amigos, problemas para iniciar o mantener relaciones sociales, o para tener relaciones de amistad profundas. Problemas en las relaciones de pareja.

- Autoestima muy variable y confusa, que puede caracterizarse por sentimientos de superioridad o por sentimientos de inferioridad debido a que no conocen bien sus propias capacidades.

- Dificultad para conseguir o mantener un empleo o en los estudios: Debido a que las personas con autismo tienen comportamientos repetitivos y rígidos, y les cuesta adaptarse a los cambios.

---

[9] Amaia Hervás 2016Un autismo, varios autismos. Variabilidad fenotípica en los trastornos del espectro autista.; Rev Neurol 62 (Supl 1): S9-S14
[10] Fuentes-Biggi, J., Ferrari-Arroyo, M. J., Boada-Muñoz, L., Touriño-Aguilera, E., Artigas-Pallarés, J., Belinchón-Carmona, M., ... & Díez-Cuervo, A. (2006). Guía de buena práctica para el tratamiento de los trastornos del espectro autista. *Rev neurol, 43*(7), 425

DIAGNÓSTICO

"Tener autismo no significa no ser humano, sino ser diferente"

Jim Sinclair.

Dr. Gessen Salmerón Gómez

En nuestra practica diaria como médicos (Neurólogos Pediatras, Paidopsiquiatras), cuando los papas solicitan nuestra valoración, es por que tiene la sospecha que el su hijo o hija, tiene   alguna alteración de su Neurodesarrollo, en ocasiones sino son los padres es la familia o algún cuidador (maestros). La edad a partir del cual los padres recuerdan haberse preocupado seriamente por el desarrollo de su hijo se sitúa en los 15-18 meses[1], sin embargo, el diagnóstico de autismo se suele confirmar entre los 3 y 6 años, si bien estas cifras varían en función de la zona geográfica (medio rural o urbano) y del entorno sociocultural[2].

Cabe señalar que este trastorno en su sintomatología es tan diversa, pero cuando se hace el análisis concreto de la repercusión de sus síntomas en la vida de quien lo padece, afecta las mismas áreas, en diferente manifestación o síntoma: la comunicación social y conductas restrictivas, repetitivas o estereotipadas.

El Manual Diagnóstico y Estadístico de los Trastornos Mentales, en su quinta edición (DSM-5), ha modificado considerablemente tanto la terminología como los criterios exigidos para la clasificación comparado con clasificaciones previas (DSM-IV-TR). Los criterios diagnósticos de TEA en el DSM-5 son más estrictos, en especial en el área de conductas repetitivas, y se han reducido a dos dimensiones de síntomas: comunicación social e intereses restringidos, y comportamientos repetitivos. Como ya se hizo mención, no todas las personas que reciben un diagnóstico de TEA presentan los mismos síntomas, y pueden existir diferencias.

El autismo pasa a denominarse Trastornos del Espectro Autista (TEA), ya que reconoce la sintomatología del autismo común a todos los individuos en un amplio abanico de características conductuales. Es por este motivo que desaparecen los subtipos de autismo (Síndrome de Rett, Síndrome de Asperger, Trastorno Desintegrativo de la Infancia, Trastorno Generalizado del Desarrollo No Especificado)[3].

Gracias a estos criterios del DSM-5, nos permite tener una mayor certeza y juicio diagnósticos independientemente del evaluador, la edad, el ambiente donde se desarrolla el individuo y de los factores perjudiciales o favorecedores para su Neurodesarrollo.

Es importante aclarar que para considerar que el individuo tenga el TEA, es necesario tener afectación en el área de comunicación social (A) y tener al menos 2 conductas restrictivas o repetitivas (B), que los síntomas se

[1] Hernández JM, Artigas-Pallarés J, Martos-Pérez J, Palacios- Antón S, Fuentes-Biggi J, Belinchón-Carmona M, et al. Guía de buena práctica para la detección temprana de los trastornos del espectro autista. Rev Neurol 2005; 41: 237-45.
[2] Yirmiya N, Charman T. The prodrome of autism: early behavioral and biological signs, regression, peri- and post-natal development and genetics. J Child Psychol Psychiatry 2010; 51: 432-58.
[3] American Psychiatric Association. Diagnostic and statistical manual of mental disorders, fifth edition (DSM-5). Washington DC: APA; 2013.

establezcan en una etapa de desarrollo temprano, que no sean justificadas por otros trastornos y que afecten de forma significativa la calidad de vida.

El DSM-5 establece los siguientes criterios de diagnostico[4]:

A) Deficiencias persistentes en la comunicación y en la interacción social en diversos contextos, manifestados por lo siguiente, actualmente o por los antecedentes
A.1 Deficiencias en la reciprocidad socioemocional; por ejemplo:
- Acercamiento social anormal.
- Fracaso en la conversación normal en ambos sentidos.
- Disminución en intereses, emociones o afectos compartidos.
- Fracaso en iniciar o responder a interacciones sociales.

A.2 Deficiencias en las conductas comunicativas no verbales utilizadas en la interacción social; por ejemplo:
- Comunicación verbal y no verbal poco integrada.
- Anormalidad en el contacto visual y del lenguaje corporal.
- Deficiencias en la comprensión y el uso de gestos.
- Falta total de expresión facial y de comunicación no verbal

A.3 Déficits en el desarrollo, mantenimiento y comprensión de relaciones; por ejemplo:
- Dificultad para ajustar el comportamiento a diversos contextos sociales.
- Dificultades para compartir el juego imaginativo o para hacer amigos.
- Ausencia de interés por las otras personas

B) Patrones restrictivos y repetitivos de comportamiento, intereses o actividades que se manifiestan en dos o más de los siguientes puntos, actualmente o por los antecedentes (los ejemplos son ilustrativos pero no exhaustivos):

B.1 Movimientos, uso de objetos o habla estereotipada o repetitiva; por ejemplo:
- Estereotipias motrices simples.
- Alineación de juguetes.
- Cambio de lugar de los objetos.
- Ecolalia (repetir palabras o frases)
- Frases idiosincráticas.

---

[4] American Psychiatric Association. Diagnostic and statistical manual of mental disorders. 5th ed. Washington DC: American Psychiatric Publishing; 2013.

B.2 Insistencia en la monotonía, excesiva inflexibilidad a rutinas, o patrones ritualizados de comportamiento verbal y no verbal; por ejemplo:
- Elevada angustia ante pequeños cambios.
- Dificultades con las transiciones.
- Patrones de pensamiento rígidos.
- Rituales de saludo.
- Necesidad de seguir siempre la misma ruta o de comer los mismos alimentos cada día.

B.3 Intereses muy restrictivos y fijos que son anormales en cuanto a su intensidad y focos de interés se refiere; por ejemplo:
- Fuerte vínculo o elevada preocupación hacia objetos inusuales.
- Intereses excesivamente circunscritos y perseverantes.

B.4 Híper o hiporreactividad a los estímulos sensoriales o interés inusual por los aspectos sensoriales del entorno; por ejemplo:
- Aparente indiferencia al dolor/temperatura.
- Respuesta incomoda a sonidos y texturas específicas.
- Oler o tocar excesivamente objetos.
- Fascinación visual con luces o movimientos.

C) Los síntomas tienen que manifestarse en el periodo de desarrollo temprano. No obstante, pueden no revelarse totalmente hasta que las demandas sociales sobrepasen sus limitadas capacidades. Estos síntomas pueden encontrarse enmascarados por estrategias aprendidas en fases posteriores de la vida.

D) Los síntomas causan deterioro clínico significativo en el área social, laboral o en otras importantes para el funcionamiento habitual.

E) Las alteraciones no se explican mejor por una discapacidad intelectual o por un retraso global del desarrollo.

Alguna sintomatología puede ser confusa, por lo que es muy importante el interrogatorio dirigido a los padres y/o cuidadores (maestros), explorara los diferentes ambientes (casa y escuela) donde se desarrolla el niño o niña, realizar pruebas de evolución del Neurodesarrollo, etc. Es compromiso de área de salud mental, el agotar las diferentes herramientas para el diagnostico del TEA, por tal motivo en él próximo capitulo se abordar las diferentes pruebas útiles para dicho diagnóstico.

"Yo no consideraba natural que una cosa pudiera encontrarse detrás o debajo de otra. Si lo veía lo entendía, pero mi asociación no iba más allá de lo que veía"

Gunilla Gerland.

Dr. Gessen Salmerón Gómez

Existen múltiples pruebas diagnosticas para el TEA, en este capitulo abordaremos las mas utilizadas, con mayor sensibilidad (capacidad de la prueba para detectar el trastorno) y mayor especificidad (capacidad de la prueba para descartar a quien no tiene el trastorno)

La AAP (Asociación Americana de Pediatría 2016) recomienda que, todos los niños en edades precoces deberían ser valorados por el área de Pediatría a los 9, 18 y entre los 24-30 meses para identificar retrasos del Neurodesarrollo, dentro del Programa de Atención del Niño Sano. También, la AAP recomienda que todos los niños deben ser evaluados a los 18 y 24 meses, específicamente para signos relacionados con TEA, en especial Grupos de riesgo, como hermanos de niños con TEA o grupos con prematuridad o bajo peso al nacer, pueden requerir cribajes adicionales. Se Observo que un 39% de los casos que presentaban signos de TEA no fueron reconocidos por sus médicos en su control de atención a niño sano[1].

Primer Nivel de Atención (se aplica a todos los niños, independiente del nivel de riesgo)[2]

Estudios de evaluación diagnóstica para el desarrollo:

A. Cuestionarios rellenados por padres: son rápidos y fáciles de rellenar. No exigen gran tiempo de los profesionales de Atención Primaria.

- Ages and Stages Questionnaire (ASQ-3) (Bricker & Squires, 2009). Uno de los instrumentos que, además de haber demostrado una buena validez en los estudios realizados, es de fácil aplicación, lo que hace recomendable su uso. Consiste en 21 cuestionarios correspondientes a edades comprendidas entre 1 y 66 meses, que evalúan aspectos generales del desarrollo. Existe una versión en castellano, validada en población latina en EE.UU. y en población pediátrica de nivel socioeconómico medio-alto en Chile. Ambos estudios validan los cuestionarios de edades 8-9, 18 y 30 meses, mostrando el estudio en la población pediátrica chilena una baja sensibilidad (27,8-50%), pero alta especificidad (92-93,2%).

- The Parents Evaluation of the Developmental Status (PEDS) (Glascoe, 1998). También es un cuestionario completado por padres de niños entre 0-8 años. Consiste en una pregunta general que los

---

[1] Gabrielsen TP, Farley M, Speer L, et al.(2015). Identifying Autism in a Brief Observation. Pediatrics.; 135(2): 330-38.
[2] Hervás A, Maristany M, Salgado M, Sánchez Santos L. (2012). Los trastornos del espectro autista. Pediatr Integral.; XVI(10): 780-94.

padres deben completar sobre sus preocupaciones sobre el aprendizaje, desarrollo y conducta de sus hijos, seguido de 8 preguntas para extraer la información sobre las preocupaciones de los padres en cada área. La "PEDS Interpretation Form" incluye un algoritmo para decidir la respuesta del profesional ante los resultados de la prueba.

B. Escalas de desarrollo mixtas de aplicación por profesionales e información recogida de padres: se han utilizado generalmente como las medidas ideales (gold standard) de alteraciones del desarrollo en un primer nivel de cribaje. Son costosas en tiempo y requieren formación para su uso, lo que limita su aplicabilidad. En México con poco personal capacitado para realizarlas.

- Bayley Scales of Infant and Toddler Development, Third edition (2005). Aplicada a niños entre 1-42 meses. Existe una versión traducida al castellano en EE.UU. Exige entrenamiento y es costosa en tiempo en su aplicación, unos 90 minutos.
- Batelle Developmental Inventory Screening Test (BDIST) (Newborg y col. 2005). Consiste en 96 ítems extraídos del BDI-II aplicados en 10-30 minutos, dependiendo de la edad del niño. Existe la limitación de que los estudios de validez se han realizado con la escala total, lo que limita su fiabilidad. Requiere entrenamiento.
- La escala Denver-II: se puede utilizar desde el nacimiento hasta los 6 años. Tiene 125 ítems y lleva unos 30 minutos de administración. Requiere entrenamiento. Ampliamente utilizada, ha sido cuestionada por sus escasos estudios de fiabilidad y algunos estudios realizados han demostrado una buena sensibilidad, pero escasa especificidad, entre 26-43%.
- Prueba de Evaluación del Desarrollo Infantil (EDI) (Rizzoli y col 2013) es una herramienta de tamizaje diseñada y validada en México para la detección temprana de problemas del Neurodesarrollo en menores de 5 años de edad.

Segundo nivel de atención (se realiza a los niños identificados como de riesgo, identificados por el nivel 1 de detección o por pertenecer a grupos de riesgo).

A. *Modified Checklist for Autism in Toddlers (MCHAT):* es un cuestionario completado por los padres de niños entre 16-30 meses, diseñado para identificar niños en riesgo de autismo en la población general. Puede ser administrado y utilizar su puntaje como parte de una visita de rutina al médico,lo pueden utilizar especialistas u otros profesionales . Actualmente en su versión M-CHAT-R/F (R/F: Revised with Follow-up), con sensibilidad y especificidad sobre el 80%, el cual incorpora una entrevista de seguimiento (Follow-up) [3]. Esta prueba tiene validez en Mexico[4].

B. *Pervasive Developmental Disorder Screening Test–II (PDDST-II) (Siegel B, 2004).* Comprende preguntas sobre el desarrollo del niño en los primeros 48 meses de vida. Está basada en información de padres y tiene 3 versiones para 3 diferentes estadios de las consultas. Etapa 1: cribaje en Atención Primaria; evalúa si hay

---

[3] Robins D, Casagrande K, Barton M, Chen C, Thyde P. (2014). Follow-up (M-CHAT-R/F) Validation of the Modifed Checklist for Autism in Toddlers. Pediatrics; 133(1):37-47
[4] Albores-Gallo L, Roldán-Ceballos O, Villareal-Valdes G, et al. (2012)M-CHAT Mexican version validity and reliability and some cultural considerations. ISRN Neurol.;2012: ID 408694.7.

algún retraso en el desarrollo (Stage 1-PCS 22 ítems). Etapa 2: para diferenciarlo de otros trastornos del desarrollo (Stage 2-DCS14). Etapa 3: para diferenciar los diferentes trastornos existentes en TEA (Stage 3-ACSS 12 ítems)[5]

C. *ESAT (Early screening for autistic traits questionnaire) (Dietz, et al. 2006).* Es un cuestionario con 14 ítems, diseñado para identificar niños en riesgo de TEA a los 14-15 meses, en combinación con supervisión específica del desarrollo. Se realiza en dos fases, primero una versión corta de 4 ítems, que se pasa en una visita pediátrica y a los que dan positivo se les pasa la de 14 ítems ESAT por un profesional, incorporando información de padres. Se ha realizado un estudio en Holanda de 31.724 niños en la comunidad. Ha demostrado escasa sensibilidad en niños pequeños, PPV del ESAT es de 0,25 a los 14-15 meses[6].

D. *Screening Tool for Autism in Two-Year-Olds (Stone, 2008).* Utilizado en grupos clínicos de edad de 2 años, enviados para la sospecha de TEA, la sensibilidad era de 92% y la especificidad del 85%. Existe evidencia preliminar de su utilidad en edades entre 14-23 meses, pero requiere estudios posteriores. El STAT es más complejo de administrar que el M-CHAT-R, pero está disponible un entrenamiento informatizado que mejora la efectividad de su utilización.

E. *El test infantil del síndrome de Asperger (CAST) (Scott FJ, Baron-Cohen S, Bolton P & Brayne C, 2002).* Ha demostrado ser útil en la identificación temprana de niños, de edades comprendidas entre los cuatro y los once años, cuyos comportamientos sugieren un alto riesgo de presencia de TEA de alto funcionamiento. Consta de 37 ítems y cada pregunta puede proporcionar 0 a 1 puntos, pero hay seis preguntas que no puntúan. Una puntuación total de 15 o superior sería indicativa de la presencia de comportamientos que justifican una valoración diagnóstica por parte de un profesional especializado. Una puntuación de 15 o más detecta el 87,5% de los niños con TEA de alto funcionamiento, y una especificidad del 98%[7].

F. *Social Communication Questionnaire (SCQ) (Michael Rutter, Anthony Bailey i Catherine Lord, 2003).* Es un cuestionario rellenado por los padres o cuidadores para niños, adolescentes y adultos entre 4 y 40 años. Es fácil de utilizar, lleva menos de 15 minutos y los estudios realizados en poblaciones clínicas demuestran una sensibilidad del 85% y una especificidad del 75%.

Tercer nivel: valoración diagnostica.

Una vez que un niño ha sido detectado, debe ser remitido para una apropiada evaluación. El diagnóstico debe realizarse por un equipo multidisciplinario de profesionales especializados (Neurólogo-Pediatra, Paidopsiquíatra, Psicólogos) en TEA, de una manera rápida y efectiva, evitando cualquier retraso diagnóstico y en la intervención terapéutica.

---

[5] Alcantud F, Alonso Y & Rico D. Herramientas de cribado para la detección de retrasos o trastornos del desarrollo. Una revisión sistematica de la literatura. Revista Española de Discapacidad. 2015; 3(2): 7-26.

[6] Dietz C, Swinkels S, van Daalen E, van Engeland H, Buitelaar JK. Screening for autistic spectrum disorder in children aged 14-15 months. II: Population screening with the Early Screening of Autistic Traits Questionnaire (ESAT). Design and general findings. J Autism Dev Disord. 2006; 36(6):713-22.

[7] Scott FJ, Baron-Cohen S, Bolton P, Brayne C. The CAST (Childhood Asperger Syndrome Test). Preliminary development of a UK screen for mainstream primary-school-age children. Autism. 2002; 6(1): 9-31.

Los aspectos fundamentales incluidos en una evaluación diagnóstica de TEA son los siguientes:

- Evaluación médica y neurológica amplia: identificar alteraciones en el desarrollo o regresiones evolutivas a cualquier edad, identificar cualquier daño neurológico, crisis epilépticas, problemas con el sueño o la comida.

- Historia familiar: estudios en familias han demostrado que la probabilidad de aparición de autismo se incrementa en hermanos de niños autistas, por lo que es una población de riesgo que necesitará una supervisión en su desarrollo.

- Examen físico especifico:

a) Perímetro cefálico: existe un incremento del perímetro cefálico a partir de los 6 meses de edad, pero en un 80% de los casos, posteriormente, se normaliza. Un 20% siguen con incremento del perímetro cefálico (megalencefalia o macrocefalia, sobre todo, por incremento de la substancia blanca cerebral), incremento relacionado con la severidad del autismo.

b) Audiometría: todo niño con retraso en el desarrollo, especialmente los que tengan retrasos en las áreas sociales y del lenguaje, deberían ser sometidos a una audiometría.

c) Examen general: a cualquier edad, debe explorarse la comprensión social, el reconocimiento de sus propias emociones y la empatía o el reconocimiento y comprensión de las emociones de las otras personas.

d) Con sospecha de algún síndrome se sugiere lo siguientes estudios de laboratorio.

e) Estudios metabólicos: están indicados cuando existe una historial de: letargia o poca respuesta a estímulos, vómitos cíclicos (repetitivos), crisis convulsivas de inicio tempranas, rasgos dismórficos o toscos y/o retraso del Neurodesarrollo.

f) Estudios genéticos: cariotipo y análisis de ADN para el X frágil está indicado como protocolo de rutina en casos de sospecha de TEA, pero, actualmente, estudio del ADN microarrays y, en el futuro, estudios de secuenciación exómica o de todo el genoma, deberían realizarse, sobre todo en aquellos casos acompañados de: discapacidad intelectual, alteraciones morfológicas asociadas o/y cuadros de regresión o atipicidad en la presentación. Los padres de niños con autismo deben recibir consejo genético por expertos en TEA, ya que el riesgo de tener un segundo hijo con TEA se incrementa. Test genéticos ayudarán a aconsejar a la familia si la variante genética relacionada con la causa del autismo es heredada o producida de novo, es decir que dependiendo de las variantes genéticas encontradas en las familias, el riesgo de recurrencia en hermanos puede estar muy incrementado o ser igual que en poblaciones generales.

g) Pruebas electrofisiológicas: 1) las indicaciones para Electroencefalograma (estudio que evalúa las corrientes eléctricas de la corteza cerebral) incluyen: evidencia de crisis convulsivas, historia de regresión (pérdida clínicamente significativa en la función social o comunicativa) y situaciones donde hay un alto índice de sospecha clínica de que la epilepsia (enfermedad caracterizada por crisis convulsivas con recurrencia, sin factor desencadénate) pueda estar presente. 2) La prevalencia de epilepsia en niños preescolares con autismo se ha estimado entre un 7 y un 14% y la prevalencia acumulada en adultos está entre el 20 y el 35%. Los picos de aparición de crisis ocurren en la primera infancia y en la adolescencia.

h) Neuroimagen: el autismo no se considera una indicación para una exploración de Neuroimagen, incluso en niños con macrocefalia. La presencia de rasgos neurológicos no explicados por el diagnóstico de autismo (examen motor asimétrico, disfunción en los pares craneales, severos dolores de cabeza), puede ser una indicación para realizar una exploración de Neuroimagen.

Instrumentos clínicos diagnósticos de TEA.

Es importante mencionar que estas pruebas tienen validez internacional, se realizan en México en instituciones privadas con personal capacitado, ya que requiere de entrenamiento.

a) *El Autism DIagnostic Interview-Revised (ADI-R):* es una entrevista con los padres o cuidadores de niños, adolescentes y adultos con TEA, incluye un algoritmo diagnóstico con referencia principalmente a los 4-5 años y otro algoritmo de la edad actual. Es válido para niños con edades mayores de 2 años; aunque, actualmente, se está desarrollando un algoritmo para niños con edades mentales mayores de 12 meses. Puede utilizarse para planeación de tratamiento y educación. Sensibilidad de 86-100% y Especificidad de 75-96%.

Puntos para evaluar:

- Socialización.
- Comunicación.
- Restricción de intereses y conducta.

b) *El Autism Diagnostic Observational Schedule (ADOS2),* es una entrevista semiestructurada para niños, adolescentes y adultos con TEA. Mediante el juego, conversación, imágenes y libros, el entrevistador va provocando "conductas autistas" que va puntuando con el fin de obtener algoritmos diagnósticos que clasifican los casos en: normalidad, autismo o trastorno del espectro autista. Sensibilidad de 90% y Especificidad de 80-90 %,

Puntos para evaluar:

- Interacción social recíproca.
- Juego.
- Comunicación.
- Imaginación.

Cada uno de estos instrumentos como se menciono se deben realizar por personal certificado en la prueba, siendo está interpretada también por el medico responsable del paciente (Neurólogo Pediatra, Paidopsiquíatra) para tener una visión mas amplia que permita establecer el diagnóstico de certeza. La combinación de la valoración clínica y las pruebas diagnosticas disminuye el margen de error en el diagnostico del TEA.

"En todo momento mantengo una lucha para hacer el salto de la percepción al significado".

J.G.T van Dalen.

Dr. Gessen Salmerón Gómez

En el Manual Diagnóstico y Estadístico de los Trastornos Mentales, el DSM-5, además de reconocer al TEA como un abanico de manifestaciones e integrar al Síndrome de Asperger, Trastorno Desintegrativo de la Infancia y Trastorno Generalizado del Desarrollo no Especificado en un solo trastorno con afectación a nivel de la Comunicación Social y las conductas repetitivas, estereotipas y restrictivas como síntomas principales, también incluye el establecer el grado funcional dentro de su diagnóstico[1].

La finalidad de establecer el grado funcional es brindar las atenciones adecuadas de acuerdo con las necesidades de los síntomas de comunicación social y en las conductas estereotipadas restrictivas de cada persona con TEA.

Grado 1 "Necesita ayuda".

- Comunicación social.
- Sin ayuda in situ, las deficiencias en la comunicación social causan problemas importantes.
- Dificultad para iniciar interacciones sociales y ejemplos claros de respuestas atípicas o insatisfactorias a la apertura social de otras personas.
- Puede parecer que tiene poco interés en las interacciones sociales. Por ejemplo, una persona que es capaz de hablar con frases completas y que establece comunicación, pero cuya conversación amplia con otras personas falla y cuyos intentos de hacer amigos son excéntricos y habitualmente sin éxito.
- Comportamientos repetitivos, restrictivos y estereotipados.
- La inflexibilidad de comportamiento causa una interferencia significativa con el funcionamiento en uno o más contextos.
- Dificultad para alternar actividades.
- Los problemas de organización y de planificación dificultan la autonomía.

En este grado el paciente puede iniciar una conversación, pero se le dificulta el mantenerla a menos que sea de su interés, fijar la mirada con su interlocutor (persona que está hablando) por lapsos, responde a su nombre cuando se le llama, responder preguntas simples o habituales "¿Cómo te llamas?", "¿Qué día es hoy?, "¿Cómo te fue en la escuela?", señala lo que quiere, puede comprender el lenguaje abstracto, simbólico, por mencionar algunos ejemplo en el área comunicación social; en el área conductas repetitivas , restrictivas o estereotipadas, puede hablar de un tema en particular (dinosaurios, planetas o alguna caricatura, incluso repetir diálogos) y tener conocimiento mayor al esperado por la edad o por el interés común , que le gusten las cosas que giren, (llantas de los carros el ventilador) , le incomodan alguno sonidos descritos por ellos como metálicos (licuadora,

---

[1] American Psychiatric Association. Diagnostic and Statistical Manual of Mental Disorders (DSM-5®). American Psychiatric Pub.; 2013.

secadora), le incomoda estar en lugares con mucha gente, le cuesta trabajo adaptarse al cambiar de un ambiente a otro y más si no lo conoce, es selectivo para la comida , huele la comida antes de probarla, no le gustan ciertas texturas (ropa, calzado), juega con un solo tipo de juguete, por mencionar algunos ejemplos.

Grado 2 "Necesita ayuda notablemente".

- Comunicación social.
- Deficiencias notables de las aptitudes de comunicación social verbal y no verbal; problemas sociales aparentes incluso con ayuda in situ; inicio limitado de interacciones sociales; y reducción de respuesta o respuestas no normales a la apertura social de otras personas. Por ejemplo, una persona que emite frases sencillas, cuya interacción se limita a intereses especiales muy concretos y que tiene una comunicación no verbal muy excéntrica.
- Comportamientos repetitivos, restrictivos y estereotipados.
- La inflexibilidad de comportamiento, la dificultad de hacer frente a los cambios u otros comportamientos restringidos/ repetitivos aparecen con frecuencia claramente al observador casual e interfieren con el funcionamiento en diversos contextos.
- Ansiedad y/o dificultad para cambiar el foco de acción.

En este grado , en la comunicación social, tiene dificultades notables incluso para su necesidades básicas, ya que les cuesta mucho trabajo expresarlas, utilizan una sola palabra para un amplio contexto de objetos o situaciones , dicen "papá" a toda persona adulta para llamar su atención o de forma no dirigida, no reconocen su nombre cuando se les llama, no mantiene contacto visual con el interlocutor o es por lapsos muy cortos, hacen frases sin relación a lo que está pasando ejemplo de ello, son frases de alguna caricatura, película , etc, " Chispas estamos en la nube" cuando se esa comiendo. Repiten de forma frecuente la ultima frase o palabra (ecolálicos); en el área conductas repetitivas , restrictivas o estereotipadas, los temas u objetos que domina cuando se dejan de hablar o de hacer causan un importante grado de angustia , por lo que son difíciles de contener o manejar, ejemplo de ello es que siempre quiere traer algo en la mano , un listo, y cuando se le retira, llora, hace berrinche , golpea , etc, hasta volver a tener el listón, es mas evidente el balanceo y/o manierismos (movimientos de las manos) cuando se emociona o esta angustiado, tiene más dificultades de tolerar los cambios de rutina o de lugares, es más selectivo en el juegos o juguetes, ropa, lugares, alimentos y personas.

Este grado siempre necesita de un mediador (mamá, papa o familiar) tanto en la comunicación social para transmitir lo que quiere dar a entender, como ya mencioné incluso sus necesidades básicas, como en la contención o limitación de las conductas repetitivas y restrictivas.

Grado 3 "Necesita ayuda muy notablemente"

- Comunicación social.
- Las deficiencias graves de las aptitudes de comunicación social verbal y no verbal causan alteraciones graves del funcionamiento, inicio muy limitado de las interacciones sociales y respuesta mínima a la apertura social de otras personas. Por ejemplo, una persona con pocas palabras inteligibles que

raramente inicia interacción y que, cuando lo hace, realiza estrategias inhabituales sólo para cumplir con las necesidades y únicamente responde a aproximaciones sociales muy directas.

- Comportamientos repetitivos, restrictivos y estereotipados.
- La inflexibilidad de comportamiento, la extrema dificultad de hacer frente a los cambios u otros comportamientos restringidos/ repetitivos interfieren notablemente con el funcionamiento en todos los ámbitos. Ansiedad intensa/dificultad para cambiar el foco de acción.

En este grado el paciente con TEA requiere de una intervención total de un mediador, para la comunicación social ya que no es posible el poder comunicarse, o interactuar con otras personas, incluso para sus necesidades habituales, no responde a su nombre, no mantiene contacto visual, no señala lo que quiere, por lo tanto el cuidador tiene que adivinar, no entienden ordenes o cuidados, cuando no se logra la comunicación el paciente con TAE manifiesta un alto nivel de frustración con conductas que van desde gritos, llanto, golpes, etc; en las conductas restrictivas, repetitivas o estereotipadas, su comportamiento es mas marcado, con menos flexibilidad a todo tipo de cambio, siendo más selectivo que el grado 2 en todos los aspectos (lugar, juego o juguetes, vestuario, calzado, comida, personas, sonidos) es mas evidente la frustración cuando se sale de su rituales o sus hábitos, ejemplo de ello, es que el niño solo quiere que lo cargue su mama y no permite bajo ningún medio que sea otra persona quien lo cuide, sus manerismos (balanceos o aleteos de las mano)son muy frecuentes, solo quiere comer un solo tipo de alimento (salchicha o el huevo), o no comer nada que sea de color verde o que tenga algún olor característico, tener contacto con cosas que comprometen la salud (tierra, excremento), no evaluar riesgos (jugar con animales, querer estar dentro del agua sin saber nadar), el cuidador debe de dar atención completa para limitar o contener estos comportamientos ya que incluso pueden comprometer la salud del paciente.

Hasta el momento no está avalado hacer una combinación de los grados, es decir, que se tenga un grado 1 en un área, ejemplo la comunicación social y un grado 3 en la conductas restrictivas, repetitivas o estereotipadas,

La Escala de Observación para el Diagnóstico del Autismo - 2 (ADOS-2)[2] prueba diagnóstica para TEA, cuenta con escala de gravedad que nos permite tener una estadificación mas objetiva, ya que los grados anteriores son de valoración clínica sujeta a evaluador, por lo que se corre el riesgo de establecer grados de TEA incorrectos, cuando no se cuenta con la experiencia.

---

[2] C. Lord, M. Rutter, P. C. DiLavore, S. Risi, K. Gotham, S. L. Bishop, R. J. Luyster y W. Guthrie. la Escala de Observación para el Diagnóstico del Autismo - 2 (ADOS-2), TEA Ediciones, 2015

"El secreto para tener buena salud es que el cuerpo se agite y que la mente repose"

Vincent Voiture

Dr. Gessen Salmerón Gómez

En este capítulo hablaremos de las comorbilidades (dos o más Trastornos que presentan en un individuo y pueden ocurrir al mismo tiempo o uno después de otro) neuro-psiquiátricas en el Trastorno del Espectro Autista, mismo que impactan de manera significativa en la evolución de quien los padecen.

Muchas ocasiones en la consulta los padres refieren síntomas que no son propios del TEA, sino de alguna comorbilidad, entre ellos está la Discapacidad Intelectual, donde se asume que por tener TEA obligadamente debe presentar el paciente dificultades en su aprendizaje, aunque es una comorbilidad frecuente, no es la regla. También es muy común que los padres consideren la Hiperactividad o síntomas de ansiedad como parte del TEA y no como una comorbilidad. A continuación, abordaremos las comorbilidades más frecuentes y con mayor impacto en el TEA.

Discapacidad Intelectual

El Manual Diagnóstico y Estadístico de las Trastornos Mentales DSM-5 la define a La Discapacidad Intelectual (Trastorno del Desarrollo Intelectual) dentro de los Trastornos del Neurodesarrollo, grupo de afecciones cuyo inicio se sitúa en el período de desarrollo y que incluye limitaciones del funcionamiento intelectual como también del comportamiento adaptativo en los dominios conceptual, social y práctico[1].

Se deben cumplir los tres criterios siguientes:

- Deficiencias de las funciones intelectuales, como el razonamiento, la resolución de problemas, la planificación, el pensamiento abstracto, el juicio, el aprendizaje académico y el aprendizaje a partir de la experiencia, comprobado mediante la evaluación clínica y pruebas de inteligencia estandarizadas individualizadas.

- Deficiencias del comportamiento adaptativo que producen fracaso del cumplimiento de los estándares de desarrollo y socioculturales para la autonomía personal y la responsabilidad social. Sin apoyo continuo, las deficiencias adaptativas limitan el funcionamiento en una o más actividades de la vida cotidiana, como la comunicación, participación social, vida independiente en los múltiples entornos.

- Inicio de las deficiencias intelectuales y adaptativas durante el periodo del desarrollo.

---

[1] Manual Diagnóstico y Estadístico de los Trastornos Mentales de la Asociación Americana de Psiquiatría (American Psychiatric Association, APA). DSM-5 TR, 2015

DSM-5 propone una clasificación del trastorno del desarrollo intelectual en función de la gravedad medida según el funcionamiento adaptativo ya que éste es el que determina el nivel de apoyos requerido[1]. Por otra parte, las pruebas de medición de inteligencia (Psicométricas) utilizan el Cociente de Inteligencia o CI para estadificar de forma mas especifica y objetiva.

Distingue entre:

- Leve: se considera un 85% de los casos de discapacidad intelectual. Por lo general, suelen presentar ligeros déficits sensoriales y/o motores, adquieren habilidades sociales y comunicativas en la etapa de educación infantil y adquieren los aprendizajes instrumentales básicos en la etapa de educación primaria como leer y escribir, tiene autosuficiencia personal. CI menor de 70 hasta 55 puntos

- Moderado: Suponen alrededor del 10% de toda la población con discapacidad intelectual. Desarrollan habilidades comunicativas durante los primeros años de la infancia y, durante la escolarización, puede llegar a adquirir parcialmente los aprendizajes instrumentales básicos (leer y escribir). Suelen aprender a trasladarse de forma autónoma por lugares que les resulten familiares, atender a su cuidado personal con cierta supervisión y beneficiarse del entrenamiento en habilidades sociales. CI menor de 55 hasta 35 puntos

- Grave: corresponde al 4% del total de la discapacidad intelectual. Las adquisiciones de lenguaje en los primeros años suelen ser escasas y a lo largo de la escolarización pueden aprender a hablar o a emplear algún signo de comunicación alternativo. La conducta adaptativa está muy afectada en todas las áreas del desarrollo, pero es posible el aprendizaje de habilidades elementales de cuidado personal.CI de menos de 35 hasta 20 puntos

- Profundo: es el 1-2 % del total de la discapacidad intelectual. Suelen presentar limitado nivel de conciencia y desarrollo emocional, nula o escasa intencionalidad comunicativa, ausencia de habla y graves dificultades motrices. El nivel de autonomía, si existe, es muy reducido, con ausencia de control corporal y se adquiere muy tardíamente algunos patrones básicos del desarrollo motor, CI menor de 20 puntos

La prevalencia (la proporción de individuos de un grupo o una población) de la discapacidad intelectual en los TEA se estima en torno al 38%, según los datos recogidos recientemente por el Centers for Disease Control and Prevention estadounidense[2].En la última década informan de una estimación más alta (aunque no tanta como se informaba en los estudios más clásicos), que podría situarse en el 50%[3]. Los estudios realizados en los años 70´s hasta los más reciente confirma que los factores que influyen en una adecuada evolución del TEA son el CI y el desarrollo del Lenguaje Funcional[4] . Los estudios de seguimiento muestran una ganancia progresiva en CI a lo largo de los primeros años de vida, especialmente a los 2-3 años[5]. Hay una mejoría de un 35% en edades

[2] Centers for Disease Control and Prevention. Prevalence of autism spectrum disorders –Autism and Developmental Disabilities Monitoring Network, 14 sites, United States, 2008. MMWR Surveill Summ 2012; 61: 1-19.
[3] Charman T, Jones CR, Pickles A, Simonoff E, Baird G, Happé F. Defining the cognitive phenotype of autism. Brain Res 2011; 1380: 10-21
[4] Howlin P, Moss P. Adults with autism spectrum disorders. Can J Psychiatry 2012; 57: 275-84
[5] Lord C, Schopler E. Stability of assessment results of autistic and non- autistic language- impaired children from preschool years to early school age. J Child Psychol Psychiatry 1989; 30: 575-90

de 2-8 años, recuperando puntuaciones de CI normales (hasta 30 puntos) con mejoras significativas en el funcionamiento adaptativo comunicativo y disminución de las conductas de externalización (portarse mal o de forma inadecuada).

Trastorno Por déficit de Atención e Hiperactividad "TDAH".

El TDAH es también un trastorno del Neurodesarrollo caracterizado en este caso por las dificultades que experimentan los sujetos con la inatención, la hiperactividad y la impulsividad, las cuales interfieren en su funcionamiento diario. Diversas investigaciones han mostrado que no se trata de un trastorno que solo afecte en la niñez y la adolescencia, sino que frecuentemente muchos de sus síntomas siguen persistiendo durante la edad adulta[6].

La nueva versión del Manual Diagnóstico y Estadístico de los Trastornos Mentales DSM-5 incluye este trastorno dentro de los "Trastornos del Neurodesarrollo" y amplía la edad de diagnóstico, teniendo en cuenta la posibilidad de que sus síntomas sigan presentes en la edad adulta[7]

Los criterios diagnósticos de acuerdo con el DSM-5[8]
A- Patrón persistente de inatención y/o hiperactividad-impulsividad que interfiere con el funcionamiento o desarrollo que se caracteriza por (1) y/o (2):

1. Inatención.

Seis (o más) de los siguientes síntomas se han mantenido durante al menos 6 meses en un grado que no concuerda con el nivel de desarrollo y que afecta directamente las actividades sociales y académicas/laborales:

NOTA: Los síntomas no son sólo una manifestación del comportamiento de oposición, desafío, hostilidad o fracaso para comprender las tareas o instrucciones. Para adolescentes mayores y adultos (a partir de 17 años de edad), se requiere un mínimo de 5 síntomas.

a. Con frecuencia falla en prestar la debida atención a los detalles o por descuido se cometen errores en las tareas escolares, en el trabajo o durante otras actividades (por ejemplo, se pasan por alto o se pierden detalles, el trabajo no se lleva a cabo con precisión).

b. Con frecuencia tiene dificultades para mantener la atención en tareas o actividades recreativas (por ejemplo, tiene dificultad para mantener la atención en clases, conversaciones o lectura prolongada).

---

[6] De Zwaan, M., Grub, B., Müller, A., Graap, H., Martin, A., Glaesmer, H., ... y Philipsen, A. (2012). The estimated prevalence and correlates of adult ADHD in a German community sample. European Archives of Psychiatry and Clinical Neuroscience, 262(1), 79-86. doi: 10.1007/s00406-011-02119

[7] Martín-Fernández, J. D. (2013). La (no) decepción del DSM-5. Cuadernos de Neuropsicología, 7(1), 9-21.

c. Con frecuencia parece no escuchar cuando se le habla directamente (por ejemplo, parece tener la mente en otras cosas, incluso en ausencia de cualquier distracción aparente).

d. Con frecuencia no sigue las instrucciones y no termina las tareas escolares, los quehaceres o los deberes laborales (por ejemplo, inicia tareas, pero se distrae rápidamente y se evade con facilidad).

e. Con frecuencia tiene dificultad para organizar tareas y actividades (por ejemplo, dificultad para gestionar tareas secuenciales; dificultad para poner los materiales y pertenencias en orden; descuido y desorganización en el trabajo; mala gestión del tiempo; no cumple los plazos).

f. Con frecuencia evita, le disgusta o se muestra poco entusiasta en iniciar tareas que requieren un esfuerzo mental sostenido (por ejemplo, tareas escolares o quehaceres domésticos; en adolescentes mayores y adultos, preparación de informes, completar formularios, revisar artículos largos).

g. Con frecuencia pierde cosas necesarias para tareas o actividades (por ejemplo, materiales escolares, lápices, libros, instrumentos, billetero, llaves, papeles de trabajo, gafas, móvil).

h. Con frecuencia se distrae con facilidad por estímulos externos (para adolescentes mayores y adultos, puede incluir pensamientos no relacionados).

i. Con frecuencia olvida las actividades cotidianas (por ejemplo, hacer las tareas, hacer las diligencias; en adolescentes mayores y adultos, devolver las llamadas, pagar las facturas, acudir a las citas).

2. Hiperactividad e Impulsividad.

Seis (o más) de los siguientes síntomas se han mantenido durante al menos 6 meses en un grado que no concuerda con el nivel de desarrollo y que afecta directamente las actividades sociales y académicas/laborales:

NOTA: Los síntomas no son sólo una manifestación del comportamiento de oposición, desafío, hostilidad o fracaso para comprender las tareas o instrucciones. Para adolescentes mayores y adultos (a partir de 17 años de edad), se requiere un mínimo de 5 síntomas.

a. Con frecuencia juguetea o golpea con las manos o los pies o se retuerce en el asiento.

b. Con frecuencia se levanta en situaciones en que se espera que permanezca sentado (por ejemplo, se levanta en clase, en la oficina o en otro lugar de trabajo, en situaciones que requieren mantenerse en su lugar.

c. Con frecuencia corretea o trepa en situaciones en las que no resulta apropiado. (Nota: En adolescentes o adultos, puede limitarse a estar inquieto.).

d. Con frecuencia es incapaz de jugar o de ocuparse tranquilamente en actividades recreativas.

e. Con frecuencia está "ocupado", actuando como si "lo impulsara un motor" (por ejemplo, es incapaz de estar o se siente incómodo estando quieto durante un tiempo prolongado, como en restaurantes, reuniones; los otros pueden pensar que está intranquilo o que le resulta difícil seguirlos).

f. Con frecuencia habla excesivamente.

g. Con frecuencia responde inesperadamente o antes de que se haya concluido una pregunta (por ejemplo, termina las frases de otros; no respeta el turno de conversación).

h. Con frecuencia le es difícil esperar su turno (por ejemplo, mientras espera una cola).

i. Con frecuencia interrumpe o se inmiscuye con otros (por ejemplo, se mete en las conversaciones, juegos o actividades; puede empezar a utilizar las cosas de otras personas sin esperar o recibir permiso; en adolescentes y adultos, puede inmiscuirse o adelantarse a lo que hacen los otros).

B- Algunos síntomas de inatención o hiperactivo-impulsivos estaban presentes antes de los 12 años.

C. Varios síntomas de inatención o hiperactivo-impulsivos están presentes en dos o más contextos (por ejemplo, en casa, en el colegio o el trabajo; con los amigos o familiares; en otras actividades).

D. Existen pruebas claras de que los síntomas interfieren con el funcionamiento social, académico o laboral, o reducen la calidad de estos.

E. Los síntomas no se producen exclusivamente durante el curso de la esquizofrenia o de otro trastorno psicótico y no se explican mejor por otro trastorno mental (por ejemplo, trastorno del estado de ánimo, trastorno de ansiedad, trastorno disociativo, trastorno de la personalidad, intoxicación o abstinencia de sustancias).

En función de los resultados se podrán clasificar las siguientes presentaciones:
A. Presentación combinada: Si se cumplen el Criterio A1 (inatención) y el Criterio A2 (hiperactividad-impulsividad) durante los últimos 6 meses.
B. Presentación predominante con falta de atención: Si se cumple el Criterio A1 pero no se cumple el criterio A2 (hiperactividad-impulsividad) durante los últimos 6 meses.
C. Presentación predominante hiperactiva/impulsiva: Si se cumple el Criterio A2 (hiperactividad-impulsividad) y no se cumple el Criterio A1 (inatención) durante los últimos 6 meses.

En el Trastorno por Déficit de Atención e Hiperactividad TDAH, algunos autores estiman que un 50-72% del paciente con TEA tiene factores genéticos contribuyentes para el TDAH[9]. Estudios de Neuroimagen, han demostrado la disminución en el tamaño de estructuras cerebrales. entre ambos trastornos[10]. La prevalencia del diagnóstico comórbido TEA+TDAH se ha estimado en tasas muy dispares, que oscilan entre un 4.65% en

[8] Manual Diagnóstico y Estadístico de los Trastornos Mentales de la Asociación Americana de Psiquiatría (American Psychiatric Association, APA). DSM-5 TR, 2015
[9] Lichtenstein P, Carlstrom E, Rastam M, Gillberg C, Anckarsater H. (2010). The genetics of autism spectrum disorders and related neuropsychiatric disorders in childhood. Am J Psychiatry; 167: 1357-63.
[10] Taylor MJ, Charman T, Ronald A. (2015).Where are the strongest associations between autistic traits and traits of ADHD? evidence from a community-based twin study. Eur Child Adolesc Psychiatry; 24: 1129-38

menores de 36 meses[11] y un 78% en edad preescolar hasta adolescentes[12]El subtipo de TDAH más presente en el grupo comórbido fue el de TDAH combinado[13].

26 estudios recientes muestran que la disfunción atencional es más grave en el TDAH simple y su comorbilidad con TEA, que en el TEA aislado, y que en la presentación de TEA + TDAH destacan las alteraciones en atención dividida y alerta. En cuanto a la memoria de trabajo, se encontraron resultados similares en TDAH, TEA +TDAH. Se asoció a mayores dificultades de planificación y menor flexibilidad TEA + TDAH[14].

Trastornos de Ansiedad.

La ansiedad es una condición universal y generalizada a todas las personas, que hunde sus raíces en una emoción tan básica y primaria como es el miedo. El miedo responde a un estímulo específico y tiende a tener una duración breve, desapareciendo una vez que la amenaza se ha disipado. El miedo es un estado normal, automático primitivo de alarma que conlleva a la valoración de una amenaza o peligro inminente para la seguridad física o psíquica de un individuo. Algunos autores denominan la ansiedad como un "estado de miedo sostenido", en donde tales amenazas son malinterpretadas por la persona como reales, cuando verdaderamente la situación pudiera calificarse de neutral o no potencialmente peligrosa, dando como resultado, una respuesta desadaptativa que, lejos de preservar la integridad física y psicológica de la persona, la deteriora[15,16].

Se define ansiedad como "un sistema complejo de respuesta conductual, fisiológica, afectiva y cognitiva, que se activa al anticipar sucesos o circunstancias que se juzgan como muy aversivas porque se perciben como acontecimientos imprevisibles, incontrolables, que potencialmente podrían amenazar los intereses vitales de un individuo" [17].

Investigaciones recientes han indicado que los niños con TEA frecuentemente presentan síntomas clínicamente significativos de ansiedad[18]. Estos estudios estiman que el 16,6% de las personas con TEA menores de 18 años tienen ansiedad y el 30-50% se diagnostican con al menos un trastorno de ansiedad. Asimismo, mostraron que el trastorno de ansiedad más frecuente era el de fobia social (30%), seguido de trastorno obsesivo-compulsivo (17%), agorafobia (17%) y ansiedad generalizada (15%)[19]. Las personas con TEA además de los síntomas

[11] Turygin, N., Matson, J. L., y Tureck, K. (2013). ADHD symptom prevalence and risk factors in a sample of toddlers with ASD or who are at risk for developmental delay. Research in developmental disabilities, 34(11), 4203-4209. doi: 10.1016/j.ridd.2013.07.020

[12]. Lee, D. O., y Ousley, O. Y. (2006). Attention-deficit hyperactivity disorder symptoms in a clinic sample of children and adolescents with pervasive developmental disorders. Journal of Child & Adolescent Psychopharmacology, 16(6), 737-746. doi: 10.1089/cap.2006.16.737.

[13] Reiersen, A. M., Constantino, J. N., Volk, H. E., y Todd, R. D. (2007). Autistic traits in a population-based ADHD twin sample. Journal of Child Psychology and Psychiatry, 48(5), 464-472. doi: 10.1111/J.1469-7610.2006.01720.x.

[14] Craig F, Margari F, Legrottaglie AR, Palumbi R, De Giambattista C, Margari L. (2016) A review of executive function deficits in autism spectrum disorder and attention-deficit/hyperactivity disorder. Neuropsychiatr Dis Treat; 12: 1191-202.

[15] Wood JJ, Gadow, KD. (2010) Exploring the nature and function of anxiety in youth with autism spectrum disorders Clin Psychol Sci Pract; 17: 281-92.

[16] Clark DA, Beck AT. (2012). Terapia cognitiva para trastornos de ansiedad. Serie Psicoterapias Cognitivas. Biblioteca de Psicología. Bilbao: Desclée de Brouwer;.

[17] Hartley CA, Phelps EA. (2012).Anxiety and decision-making. Biol Psychiatry; 72: 113-8.

[18] Van Steensel FJA, Bögels SM, Perrin S. (2011). Anxiety disorders in children and adolescents with autistic spectrum disorders: a meta-analysis. Clin Child Fam Psychol Rev; 14: 302-17.

[19] Paula I. (2013). Coocurrencia entre ansiedad y autismo. Las hipótesis del error social y de la carga alostática. Rev Neurol 56 (Supl 1): S45-59

generales de tristeza y pérdida de interés en las actividades pueden manifestar la depresión o la ansiedad de una manera atípica o no habitual. Las personas con autismo y con lenguaje pueden comunicar mejor sus síntomas depresivos que los que tienen un funcionamiento más bajo, y son más vulnerables a la depresión que las personas con autismo y discapacidad intelectual asociada[20].

En esta ocasión ya que los trastornos de ansiedad son múltiples y cada paciente con TEA puede tener alguno de ellos solo nos enfocaremos en el más frecuente que es el Trastorno de Ansiedad de tipo Fobia Social Criterios Diagnósticos de acuerdo con el Manual Diagnóstico Estadístico de los Trastornos Mentales DSM-5[21].

A. Miedo o ansiedad intensa en una o más situaciones sociales en las que el individuo está expuesto al posible examen por parte de otras personas. Algunos ejemplos son las interacciones sociales (p. ej., mantener una conversación, reunirse con personas extrañas), ser observado (p. ej. Comiendo o bebiendo) y actuar delante de otras personas (p. ej., dar una charla).

B. El individuo tiene miedo de actuar de cierta manera o de mostrar síntomas de ansiedad que se valoren negativamente (es decir, que lo humillen o avergüencen; que se traduzca en rechazo o que ofenda a otras personas).

C. Las situaciones sociales casi siempre provocan miedo o ansiedad. Nota: En los niños, el miedo o la ansiedad se puede expresar con llanto, rabietas, quedarse paralizados, aferrarse, encogerse o el fracaso de hablar en situaciones sociales.

D. Las situaciones sociales se evitan o resisten con miedo o ansiedad intensa.

E. El miedo o la ansiedad son desproporcionados a la amenaza real planteada por la situación social y al contexto sociocultural.

F. El miedo, la ansiedad o la evitación es persistente, y dura típicamente seis o más meses.

G. El miedo, la ansiedad o la evitación causa malestar clínicamente significativo o deterioro en lo social, laboral u otras áreas importantes del funcionamiento.

H. El miedo, la ansiedad o la evitación no se puede atribuir a los efectos fisiológicos de una sustancia (p. ej., una droga, un medicamento) ni a otra afección médica.

I. El miedo, la ansiedad o la evitación no se explica mejor por los síntomas de otro trastorno mental, como el trastorno de pánico, el trastorno dismórfico corporal o un trastorno del espectro del autismo.

J. Si existe otra afección médica (p. ej., enfermedad de Parkinson, obesidad, desfiguración debida a quemaduras o lesiones) el miedo, la ansiedad o la evitación está claramente no relacionada o es excesiva.

---

[20] Paula I, Martos J.(2009). Síndrome de Asperger y autismo de alto funcionamiento: comorbilidad con trastornos de ansiedad y del estado de ánimo. Rev Neurol; 48 (Supl 2): S31-4.
[21] Manual Diagnóstico y Estadístico de los Trastornos Mentales de la Asociación Americana de Psiquiatría (American Psychiatric Association, APA). DSM-5 TR, 2015

El sueño es muy importante para el desarrollo de redes neuronales y la maduración del cerebro, la falta de sueño puede tener efectos perjudiciales en el aprendizaje de los niños en las áreas de atención, memoria, regulación del estado de ánimo y comportamiento[22].

El insomnio en los niños se define como el retraso del inicio del sueño (latencia del sueño) más de 30 minutos por noche, en promedio, y / o la vigilia nocturna prolongada frecuente (mantenerse despierto durante la noche) con un mal funcionamiento durante el día. El insomnio en niños con TEA ocurre en todos los niveles cognitivos, y la prevalencia puede ser tan alta como 60-86%, que es de dos a tres veces mayor que los niños con desarrollo tipico[23,24], es el principal motivo de consulta relacionado con el sueño en los pacientes con TEA[25].

Los problemas de sueño en los TEA tienen muchas posibles causas o etiologías (mecanismos neurobiológicos, médicos, conductuales y culturales), e incluso la causa en cualquier niño es probable que sea multifactorial (múltiples mecanismos) [26].

Los niños con TEA son especialmente vulnerables a los problemas del sueño, por una predisposición a factores de estrés, propios e la enfermedad y los factores del ambiente donde se desarrolla el niño[27].

Los factores intrínsecos o propios del TEA son: diferencias en la organización de estructuras anatómicas y de maduración de las ondas cerebrales, genes circadianos relevantes (genes relacionados con el ciclo vigilia -sueño), producción anormal de melatonina (hormona responsable de la inducción del sueño) y excitación y desregulación sensorial (alta sensibilidad a estímulos auditivos, visuales , táctiles y olfativos) [28,29].

Los factores extrínsecos o ambientales   corresponden a conductas, rutinas, dependencia del niño de una estimulación, persona, objeto o entorno específicos para iniciar el sueño o volver a dormir y son las causas más comunes de insomnio en niños con y sin TEA[30].

[22] Gozal D .(1998). Sleep-disordered breathing and school performance in children. Pediatrics. 1998 Sep; 102(3 Pt 1):616-20.

[23] Owens JA, Mindell JA (2011).Pediatric insomnia. Pediatr Clin North Am. Jun; 58(3):555-69

[24] Robinson-Shelton A, Malow BA Curr. (2016) Sleep Disturbances in Neurodevelopmental Disorders. Psychiatry Rep. Jan; 18(1):6.

[25] Malow BA, Crowe C, Henderson L, McGrew SG, Wang L, Song Y, Stone WL J A (2009) Sleep habits questionnaire for children with autism spectrum disorders. Child Neurol. Jan; 24(1):19-24.

[26] Malow BA, Adkins KW, Reynolds A, Weiss SK, Loh A, Fawkes D, Katz T, Goldman SE, Madduri N, Hundley R, Clemons T J(2014). Parent-based sleep education for children with autism spectrum disorders.
Autism Dev Disord. Jan; 44(1):216-28.

[27] Yang Z, Matsumoto A, Nakayama K, Jimbo EF, Kojima K, Nagata K, Iwamoto S, Yamagata Circadian-relevant (2016). Genes are highly polymorphic in autism spectrum disorder patients. T Brain Dev. Jan; 38(1):91-9.

[28] Tordjman S, Najjar I, Bellissant E, Anderson GM, Barburoth M, Cohen D, Jaafari N, Schischmanoff O, Fagard R, Lagdas E, Kermarrec S, Ribardiere S, Botbol M, Fougerou C, Bronsard G, Vernay-Leconte J Int J (2013) Advances in the research of melatonin in autism spectrum disorders: literature review and new perspectives. Mol Sci. 14; 14(10):20508-42

[29]. Bourgeron T. (2007).The possible interplay of synaptic and clock genes in autism spectrum disorders. Cold Spring Harb Symp Quant Biol.; 72():645-54.

[30] Souders MC, Mason TB, Valladares O, Bucan M, Levy SE, Mandell DS, Weaver TE, Pinto-Martin J. (2009) Sleep behaviors and sleep quality in children with autism spectrum disorders. Sleep. Dec; 32(12):1566-78.

EL 50% de las personas con autismo se hiere de una manera u otra, aunque sólo sea en algún período de su ciclo vida. Una parte significativa de ellos (aproximadamente un 14%) lo hace de manera repetida y con un nivel de intensidad alto[31,32,].

El Manual Diagnóstico y Estadístico de los Trastornos Mentales DSM-5[33], abre por primera vez el debate sobre la autolesión en un apartado dedicado a "afecciones que necesitan más estudio", y en él se especifica la 'autolesión no suicida' (nonsuicidal self-injury).¿De qué hablamos cuando hablamos de la autolesión en trastornos psiquiátricos distintos del autismo? Se contempla una frecuencia de, al menos, cinco días en el último año en los que la persona se causa daño (inflige) intencionadamente, considerado lesiones en la superficie corporal que producen sangrado, hematomas o dolor (por ejemplo, cortarse, quemarse, pincharse, golpearse, frotarse la piel en exceso), con la expectativa de que la lesión sólo conlleve un daño físico leve o moderado. Además, la persona realiza la conducta autolesiva con una o más de las siguientes expectativas: para aliviar un sentimiento o estado cognitivo negativo, para resolver una dificultad interpersonal o para inducir un estado de sentimientos positivos[34].

Algunas de las particularidades que caracterizan la autolesión en el autismo son:

- El comportamiento provoca daño físico, más comúnmente en forma de daño a los tejidos corporales (moratones, arañazos, mordeduras, usualmente en la cara, la cabeza y las extremidades), en contraposición con el envenenamiento, las quemaduras o los cortes.
- El comportamiento se basa, fundamentalmente, en un movimiento rítmico, repetitivo y constante con el que pueden provocarse varios golpes por minuto; por ejemplo, golpearse con la mano en la cabeza una y otra vez.
- La autolesión no está predeterminada, la persona no la idea ni la planifica.
- Puede producirse una explosión después de largos períodos sin autolesiones.
- A menudo se llevan a cabo en aparente ausencia de dolor.
- Cuanto más grave es la discapacidad intelectual o la gravedad del autismo, más probable es que la persona evidencie comportamientos autolesivos.

La frustración, la ansiedad y el deseo concomitante de escapar de una situación pueden formar parte de los motivos que desencadenan la autolesión.

La autolesión debemos interpretarla como una (inadecuada) estrategia de afrontamiento para gestionar una variedad de estímulos y sentimientos negativos y abrumadores.

---

[31] Bodfish JW, Symons FJ, Parker DE, Lewis MH. (2000). Varieties of repetitive behavior in autism: comparisons to mental retardation. J Autism Dev Disord; 30: 237-43

[32] Baghdadli A, Pascal C, Grisi S, Aussilloux C. (2003).Risk factors for self-injurious behaviours among 222 young children with autistic disorders. J Intellect Disabil Res; 47: 622-7.

[33] American Psychiatric Association (2013). Diagnostic and statistical manual of mental disorders, fifth edition (DSM-5). Arlington, VA: APA;

[34] Isabel Paula-Pérez, Josep Artigas-Pallarés (2016). Vulnerabilidad a la autolesión en el autismo Rev Neurol; 62 (Supl 1): S27-S32

Son 3 las posibles causas que generan este comportamiento

A. Procesamiento sensorial atípico

a. La primera hipótesis (hecho en proceso de comprobación) sostiene que los niños con autismo que se autolesionan pueden ser menos sensibles a la estimulación dolorosa, debido a una posible hiperactividad del sistema opioidérgico (sistema analgésico del dolor) [35]. La hipótesis sostiene que esta sensación de placer refuerza el comportamiento autolesivo y da lugar a un aumento de la probabilidad de recurrencia. La hipótesis sostiene que esta sensación de placer refuerza el comportamiento autolesivo y da lugar a un aumento de la probabilidad de recurrencia[36,37,38,].

b. La segunda hipótesis (hecho en proceso de comprobación) afirma que la autolesión aumenta la conciencia de la posición del cuerpo en el espacio producto de una pobre sensación propioceptiva (capacidad del cerebro a sentir la posición relativa de las partes del cuerpo); por ejemplo, dándose pellizcos en la piel, frotándose o rascándose hasta hacerse sangre. Una autolesión repetitiva puede aumentar la conciencia somatosensorial, por lo que la persona con autismo busca activamente esa estimulación propioceptiva y táctil. Dicha autoestimulación puede acabar convirtiéndose en autolesión. Esto se relacionaría también con la poca reactividad (hiporreactividad) a estímulos sensoriales que conduce a la persona con autismo a sentir la necesidad de buscar estimulación sensorial, especialmente en ausencia de factores desencadenantes ambientales.

[35] Gillberg C. (1995)Endogenous opioids and opiate antagonists in autism: brief review of empirical findings and implications for clinicians. Dev Med Child Neurol; 37: 239-45.
[36] Sandman CA, Touchette P, Marion S, Lenjavi M, Chicz-Demet A. Disregulation of proopiomelanocortin and contagious maladaptive behavior. Regul Pept 2002; 108: 179-85. 16
[37]. Symons FJ, Thompson A, Rodriguez MC.(2004). Self-injurious behavior and the efficacy of naltrexone treatment: a quantitative synthesis. Ment Retard Dev Disabil Res Rev; 10: 193-200. 17
[38] Casner JA, Weinhelmer B, Gualtieri CT. (1996).Naltrexone and self-injurious behavior: a retrospective population study. J Clin Psychopharmacol; 16: 389-94.

MEDICAMENTOS

"No hay un medicamento como la esperanza, ningún incentivo tan grande, y ningún tónico tan poderoso como la expectativa de que algo ocurra mañana".

Orison Swett Marden.

Dr. Gessen Salmerón Gómez

El TEA es heterogéneo (son múltiples las causas genéticas que lo generan) por lo tanto, su tratamiento también lo es. La estrategia para escoger uno u otro medicamento se basa en el síntoma predominante que queremos modificar y dar seguimiento clínico puntual sobre el efecto esperado.

El mismo medicamento puede tener efectos diferentes en dos pacientes con las mismas características clínicas. Es necesario explicar que los efectos benéficos de los medicamentos ocurren en un plazo de intermedio a largo, de manera que sus expectativas no se vean frustradas si no se observan cambios de forma inmediata, esto con la finalidad de disminuir el riesgo de incurrir en polifarmacia (uso de varios fármacos), también debe ser ampliamente explicados los efectos secundarios o adversos de los medicamentos y las posibles estrategias para mitigarlos, ya sea con otros medicamentos o con alguna terapia no farmacológica (psicológica, dieta, etc.)[1,2].

Tratamiento para los síntomas específicos del TEA

En la actualidad no existe un medicamento que cubra toda la sintomatología del TEA, sin embargo, las investigaciones están abriendo nuevas posibilidades de tratamiento. Estudios de genética están identificando proteínas implicadas en la trasmisión cerebral en las personas con TEA, favoreciendo el diseño de estudios con nuevos tratamientos, mediante experimentación en población especifica (ensayos clínicos aleatorizados en poblaciones diana)[3, 4].

- La Oxitocina es la medicación más ampliamente estudiada y más prometedora para síntomas específicos de autismo, especialmente en el área de la socialización. Es un neuropéptido producido en el hipotálamo y que en estudios de animales ha demostrado su implicación en la conducta y vinculación maternal hacia el bebé, además de procesos relacionados con la memoria. El uso de oxitocina intranasal se ha asociado a una mejora en la cognición social, contacto ocular y reconocimiento de expresiones faciales. La oxitocina tiene la limitación que su vía de administración es intranasal y que tiene una vida media muy corta en sangre, por lo que, actualmente no es una opción terapéutica recomendable.

[1] Jobski K, Höfer J, Hoffmann F, Bachmann C. Use of psychotropic drugs in patients with autism spectrum disorders: a systematic review. Acta Psychiatr Scand. 2016;135(1):8-28.
[2] Scahill L, Jeon S, Boorin SJ, McDougle CJ, Aman MG, Dziura J. Weight gain and metabolic consequences of risperidone in young children with autism spectrum disorder. Am Acad Child Adolesc Psychiatry. 2016;55(5):415-23.
[3] A. Hervás Zúñiga, N. Balmaña, M. Salgado. Los trastornos del espectro autista (TEA). Pediatr Integral 2017; XXI (2): 92–108
[4] Ibone Olza Fernández , Miguel Ángel Marín Gabriel, Francisco López Sánchez, Ana María Malalana Martínez. Oxytocin and autism: a hypothesis to research. Can perinatal oxitocinergic manipulation facilitate autism?. Revista de Psiquiatría y Salud Mental 0.1016/j.rpsm.2010.10.004

- La memantina (1-amino-3, 5-dimetiladamantate) es un antagonista de los receptores NMDA que produce un bloqueo parcial de los efectos del glutamato (es considerado como el mayor neurotransmisor excitatorio del cerebro implicado en la plasticidad neuronal y el mantenimiento de la función cognitiva)[5]. Los estudios para el uso de memantina se basan en la Hipótesis (hecho que aun no ha sido comprobado científicamente) Hiperglutaminérgica, es decir, que las persona con TEA tiene un exceso de este neurotransmisor, por múltiples factores enzimáticos (responsables del metabolismo de las células) y estructurales[6,7]. Sólo hay un estudio de alto nivel científico (ensayo controlado con placebo doble ciego) con memantina para el manejo del autismo en niños de Ali Ghaleiha et al. (2013)[8], otros de menor nivel (ensayos abiertos) Chez et al. (2007),11 Erickson et al. (2007)[9], Niederhofer, (2007)[10] y Owley et al. (2006), y en México esta el estudio de ensayo clínico abierto de un grupo de 15 niños pertenecientes a una asociación de padres de niños autistas (JAKC´S Asociación de Autismo Reflejando Sonrisas y Sensaciones A.C.) donde los resultados de este trabajo coinciden que en ninguno de ellos reportan efectos beneficiosos de la memantina sobre la atención conjunta[11].

Tratamiento para las comorbilidades asociadas al TEA.

a) Conducta repetitiva y disruptiva: Actualmente, los únicos fármacos que tienen indicación por la Food and Drug Administration de Estaos Unidos (FDA) en personas con TEA son: la risperidona (2006) y el aripiprazol (2009).

- La risperidona es un antipsicótico atípico con efectos favorables en la conducta repetitiva[11]. En estudios controlados y aleatorizados se ha demostrado una mejoría temporal en la conducta repetitiva, con disminución significativa de síntomas como hiperactividad, irritabilidad y conducta repetitiva.

- El arpiprazol, también un antipsicótico atípico, se ha utilizado particularmente en pacientes adolescentes, con efectos positivos en cuanto al control de síntomas de repetición, conducta disruptiva (comportamientos que atentan con el bienestar de los demás y que incumplen las normas sociales) y acciones sin sentido; dentro de sus efectos adversos encontramos ganancia de

5 Fatemi SH, Folsom TD, Kneeland RE, Liesch SB. Metabotropic glutamate receptor 5 upregulation in children with autism is associated with underexpression of both Fragile X mental retardation protein and GABAA receptor beta 3 in adults with autism. Anatomical Record (Hoboken) 2011; 294: 1635–1645.
6 Laurence JA, Fatemi SH. Glial fibrillary acidic protein is elevated in superior frontal, parietal and cerebellar cortices of autistic subjects. Cerebellum 2005; 4: 206–210. 8
7 . Carlsson ML. Hypothesis: is infantile autism a hypoglutamatergic disorder? Relevance of glutamate – serotonin interactions for pharmacotherapy. Journal of Neural Transmission 1998; 105: 525–535.
8 Ghaleiha A, Asadabadi M, Mohammadi R, Shahei M, Tabrizi M, Hajiaghaee R et al. Memantine as adjunctive treatment to risperidone in children with autistic disorder: a randomized, double-blind, placebo-controlled trial. International Journal of Neuropsychopharmacology 2013; 16: 783–789
9 Erickson CA, Posey DJ, Stigler KA, Mullett J, et al. A retrospective study of memantine in children and adolescents with pervasive developmental disorders. Psychopharmacology (Berlin) 2007; 191: 141–147
10 Niederhofer H. Glutamate antagonists seem to be slightly effective in psychopharmacologic treatment of autism. Journal of Clinical Psychopharmacology 2007; 27: 317–318
11 Owley T, Salt J, Guter S, Grieve A. A prospective, open-label trial of memantine in the treatment of cognitive, behavioral, and memory dysfunction in pervasive developmental disorders. Journal of Child and Adolescent Psychopharmacology 2006; 16: 517–524.
11 Farmer C, Butter E, Mazurek MO, Cowan C, Lianhart J, Cook EH et al. Aggression in children with autism spectrum disorder and a clinic-referred comparison group. Autism. 2015;19(3):281-91.

peso, somnolencia, temblor y rigidez muscular[12]. Al igual que con la risperidona, el efecto terapéutico benéfico suele ser variable.

- El haloperidol es un neurolépticos, que actúan como antagonistas del receptor dopaminérgico D2, se han usado durante décadas y sus beneficios se obtienen a largo plazo (71%), sin embargo, sus efectos sedativos hacen que no sean de primera elección para estos síntomas.[13]

b) Ansiedad, irritabilidad y depresión: Los síntomas de repetición, persistencia, respuestas exageradas al cambio de rutina en autismo, intolerancia al medio ambiente, tristeza y enojo se han tratado con inhibidores selectivos de la recaptura de serotonina (ISRS) (fluoxetina, citalopram, paroxetina, fluvoxamina, sertralina).

- La fluoxetina es la más utilizada en menores de 12 años, presentan beneficios en los síntomas hasta en un 60%[14]. También se han utilizado antidepresivos tricíclicos (amitriptilina, imipramina y clomipramina), pero no parecen ser mejores que los ISRS[15].

c) Intención comunicativa: El aumento de la comprensión y de la expresión espontánea en los pacientes con autismo aumenta al tratarlos con inhibidores de la acetilcolinesterasa (donepezilo, galatamina, mecamilamina, vereniclina). Se ha reportado mejoría en los síntomas sociales en las escalas a corto plazo, pero se requieren más estudios para valorar la eficacia a mediano plazo[16].

d) Atención y problemas ejecutivos: Se utilizan inhibidores de la recaptura de dopamina y noradrenailina (bupropion, metilfenidato, lisdexanfetamina), los cuales mejoran los síntomas de inatención e hiperactividad, principalmente en pacientes con comorbilidad de Trastorno por Déficit de Atención e Hiperactividad (TDAH)[17].

e) Trastornos del sueño: El tratamiento farmacológico más frecuente para los trastornos del sueño en niños con TEA es la melatonina, seguidos por los alfa-agonistas; estos dos tratamientos mejoran significativamente los índices de calidad del sueño[18]. Otros medicamentos, como los anticonvulsivos y los antipsicóticos atípicos, se administran para tratar trastornos del sueño en estos pacientes, pero se han visto efectos no deseables en la conducta diurno[19].

---

[12] Hirsch LE, Pringsheim T. Aripiprazole for autism spectrum disorders (ASD). Cochrane Database of Systematic Reviews. 2016;(6).
[13] Perry R, Campbell M, Adams P, Lynch N, Spencer EK, Curren EL et al. Long-term efficacy of haloperidol in autistic children: Continuous versus discontinuous drug administration. J Am Acad Child Adolesc Psychiatry. 1989;28(1):87-92
[14] Politte LC, Henry CA, McDougle CJ. Psychopharmacological interventions in autism spectrum disorder. Harv Rev Psychiatry. 2014;22(2):76-92.
[15] Hurwitz R, Blackmore R, Hazell P, Williams K, Woolfenden S. Tricyclic antidepressants for autism spectrum disorders (ASD) in children and adolescents. Cochrane Database Syst Rev. 201;(3).
[16] Farmer C, Thurm A, Grant P. Pharmacotherapy for the core symptoms in autistic disorder: Current status of the research. Drugs. 2013;73(4):303-14
[17] Fernández-Jaén A, Martín Fernández-Mayoralas D, Fernández-Perrone AL, Calleja-Pérez B, Muñoz-Jareño N, López-Arribas S. Autism and attention deficit hyperactivity disorder: Pharmacological intervention. Rev Neurol. 2013;57(Suppl 1):S205-10.
[18] Hirsch LE, Pringsheim T. Aripiprazole for autism spectrum disorders (ASD). Cochrane Database of Systematic Reviews. 2016;(6).
[19] Devnani PA, Hegde AU. Autism and sleep disorders. J Pediatr Neurosci. 2015;10(4):304-7

Medicamentos en desuso.

Los medicamentos que se han dejado de administrar por razones de bioseguridad o por falta eficacia son la fenfluramina y los agonistas serotoninérgicos indirectos utilizados para el control de la obesidad. La naltrexona antagonista opioide se utilizó en autismo para mejorar los síntomas de hiperactividad. La secretina porcina y los polipéptidos relacionados no reportaron beneficio clínico en estudios aleatorizados[20]. La quelación es un método para disminuir los agentes tóxicos por metales pesados. La evidencia muestra que este método no mejora significativamente los síntomas, pero tiene importantes efectos adversos por lo que no se recomienda su uso.

En este capitulo como es importante dejar en claro algunos puntos:

- No hay medicamento especifico para el TEA.
- El tratamiento va dirigido a disminuir los síntomas principales que causas afección, incomodidad o malestar.
- Cada tratamiento se debe individualizar.
- El efecto de los medicamentos es tardío, por lo que se debe tener paciencia y no dejar de administrarlo en caso de que no se tengan cambios significativos inicialmente.
- Todos los medicamentos tienen efectos secundarios no deseados, sin embargo, no son frecuentes sus manifestaciones, por lo que tiene un alto margen de seguridad, siempre y cuando no se llegue al abuso de la dosis.
- Es importante tratar las comorbilidades del TEA.
- El tratamiento farmacológico siempre debe ser administrado por medico especialista en el área (Neurólogo Pediatra o Paidopsiquíatra).

---

[20] Hirota T, Veenstra-Vander Weele J, Hollander E, Kishi T. Antiepileptic medications in autism spectrum disorder: A systematic review and meta-analysis. J Autism Dev Disord. 2014;44(4):948-57

"La medicina alternativa es toda práctica que pretende ser médica pero que cuenta con pruebas científicas escasas o nulas que avalen su efectividad. Los productos naturales ¡vaya timo!"

J. M. Mulet

Dr. Gessen Salmerón Gómez.

La humanidad durante todo su proceso ha estado en búsqueda del alivio del dolor, incluso la cura de muchas enfermedades o trastornos, empleando los nuevos avances de la ciencia y en el TEA no es la excepción, sin embargo, la medicina alternativa también está en esta búsqueda, que, si bien no resuelven por completo, permite ser una opción para alguna de las enfermedad o trastornos.

La medicina alternativa es muy popular entre el familiar con paciente con TEA, en un estudio realizado por Wong y Smith en Estados Unidos, se detecto que el 52 % de los encuestados habían utilizado medicina alternativa para mejora de los síntomas del TEA[1] .

Un estudio publicado en 2015 por Natascia Brondino y su grupo, evaluó algunas de las terapias alternativas frecuentemente más usadas para los TEA. Los autores realizaron una búsqueda en distintas bases de datos de artículos científicos incluyendo MEDLINE, EMBASE, Cochrane Database of Systematic Reviews, CINAHL, Psychology and Behavioral Sciences Collection, Agricola y Food Science Source. Entre las terapias analizadas están las que tienen una supuesta base biológica (dietas, suplementos alimenticios como vitaminas, minerales, aminoácidos y remedios herbales, omega 3, L-carnosina, flavonoides, probióticos, enzimas digestivas, oxígeno hiperbárico, quelación)y aquellas con otra justificación (musicoterapia, terapia de integración auditiva, terapia de integración sensorial, terapia de drama o teatral, terapia de danza, acupuntura, masajes, yoga, terapias con mascotas y quiropraxia). En esa búsqueda identificaron un total de 2687 artículos, pero tras revisar los títulos y los resúmenes (abstracts) quedaron reducidos a 139 que fueron entonces sometidos a una evaluación más detallada. Después de este paso, se incluyeron en la evaluación un total de 67 artículos, a los que se sumaron trece más buscados "a mano". La conclusión del análisis de esos ochenta artículos es devastadora: No hay evidencias concluyentes de que las terapias alternativas sean eficaces en el TEA. Posibles razones para que las evidencias sean tan insuficientes es que no se han hecho estudios bien diseñados, las muestras son demasiado escasas, la propia naturaleza heterogénea de los TEA y la presencia de otras comorbilidades que afectan a los resultados[2].

---

[1] Wong H. H. L., Smith R. GPatterns of complementary and alternative medical therapy use in children diagnosed with autism spectrum disorders. J Autism Develop Disorders. 2006, 36(7): 901–909.
[2] rondino N, Fusar-Poli L, Rocchetti M, Provenzani U, Barale F, Politi P (2015) Complementary and Alternative Therapies for Autism Spectrum Disorder. Evid Based Complement Alternat Med 2015: 258589.

Eje Intestino – Cerebro y las Dietas de Eliminación o Exclusión.

Este eje está formado por la microbiota, el sistema nervioso entérico, el sistema nervioso autónomo, el sistema neuroendocrino, el sistema neuroinmune y el sistema nervioso central[3].

- Microbiota: Se denomina al conjunto de millones de microorganismos que conviven en simbiosis, (asociación íntima de dos o más organismos de especies diferentes para beneficiarse mutuamente en su desarrollo vital) principalmente en nuestro tracto digestivo.[4] Se calcula que el número total de microorganismos que componen la microbiota es de 10×10 a la 14va potencia ($10x10^{14}$)[5], lo que supone una cantidad diez veces mayor que el número total de nuestras células. La composición del microbiota no es estática y debe adaptarse al lugar donde reside y a las funciones que desarrolla[6]. La microbiota de un individuo varía a lo largo de su vida y del órgano que la contiene[7]. Está establecido su papel crucial en el sistema inmunológico (defensas del organismo), metabólico (diferentes mecanismos para obtención de energía en la célula) y hormonal (regulación mediante sustancias químicas, promueve, regula o bloquea los procesos celulares para la obtención de energía)[8].

- Sistema Nervioso Autónomo: el nervio vago permite transmitir y modular la información desde la microbiota al sistema nervioso central (cerebro), constituyendo una de las principales vías de comunicación.

- Sistema Nuero-Endocrino: este sistema es de composición mixta, ya que el estímulo eléctrico (sinapsis) promueve, regula o bloquea la secreción de neurotransmisores (mensajeros) como la dopamina, serotonina, catecolaminas en las células neuroendocrinas del intestino que actúan, directa e indirectamente, en la modulación del comportamiento.

- La serotonina (5-HT), (neurotransmisor relacionado como regular del estado de ánimo, el comportamiento social, el apetito, la digestión, el sueño, la memoria, el deseo y la función sexual) es producida en un 90% en el intestino, se ve regulada por la microbiota[9]. Si embrago esta producción de las células intestinales no atraviesa la barrera hematoencefálica (Barrera protectora entre los vasos sanguíneos del cerebro y los tejidos cerebrales que permite que la sangre fluya libremente hacia el cerebro, pero impide el contacto entre la mayoría de las sustancias del torrente sanguíneo y las células cerebrales), aunque de manera indirecta existe esta interconexión. Esto se debido a la microbiota, que actúa sobre los niveles de los precursores serotoninérgicos y del transportador de 5-HT, que participan en la activación y la modulación de la

3 Felice VD, Quigley EM, Sullivan AM, O'Keeffe GW, O'Mahony SM (2016). Microbiota-gut-brain signalling in parkinson's disease: implications for non-motor symptoms. Parkinsonism Relat Disord; 27: 1-8.
4 Lynch SV, Pedersen O. (2016)The human intestinal microbiome in health and disease. N Engl J Med; 375: 2369-79.
5 Blanco JR, Oteo JA. (2013)Gut microbiota: so much to explore! Expert Rev Anti Infect Ther; 11: 759-61.
6 Tojo R, Suárez A, Clemente MG, De los Reyes-Gavilán CG, Margolles A, Gueimonde M, et al. Intestinal microbiota in health and disease: role of bifidobacteria in g
7 María Gómez-Eguílaz, José L. Ramón-Trapero, Laura Pérez-Martínez, José R. Blanco (2019). El eje microbiota-intestino-cerebro y sus grandes proyecciones. Rev Neurol; 68 (3): 111-117
8 Collins SM, Bercik P. (2009) The relationship between intestinal microbiota and the central nervous system in normal gastrointestinal function and disease. Gastroenterology; 136: 2003-14
9 Hata T, Asano Y, Yoshihara K, Kimura-Todani T, Miyata N, Zhang XT, et al. (2017); Regulation of gut luminal serotonin by commensal microbiota in mice. PLoS One 12: e0180745.

serotonina central[10]. Del mismo modo, el triptófano[11], que es un precursor de la síntesis de 5-HT central, también interviene en esta interconexión indirecta. En este caso su producción se ve regulada por enzimas metabolizadas por la microbiota intestinal, y es capaz de atravesar la barrera hematoencefálica BHE para formar parte de la síntesis de serotonina central[12].

- Los ácidos grasos de cadena corta producidos en el intestino sí atraviesan la BHE y llegan al hipotálamo (estructura del Sistema Nervioso Central cuyas conexiones son responsables de regular la ingesta de líquidos y alimento, control de emociones, temperatura corporal y ciclo vigila sueño mediante la secreción de hormonas), donde regulan los niveles de GABA, glutamato o glutamina relacionadas con el funcionamiento cerebral.

- El Cortisol es la hormona relacionada al estrés, la microbiota ayuda a regular el eje Hipotálamo-Pituitario-Adrenal de donde se produce. Se ha observado que niveles sanguíneos bajos de esta hormona están relacionados con mejoras en el comportamiento y la depresión[13].
  - El Sistema Inmune es el responsable de defender de forma natural al cuerpo humano contra los microorganismos causantes de infección (bacterias, virus, parásitos y hongos). La microbiota tiene una función inmunológica al regular la inflamación, esto a través del regular la secreción de sustancias producidas en las células intestinales (barrera del epitelio intestinal y la producción de citocinas pro-infamatorias), que son capaces de actuar sobre los receptores de diferentes nervios, promoviendo alteraciones de las comunicación desde el tubo digestivo hasta el sistema nervioso central (cerebro). A mayor inflamación más alteración[14].

La dieta de eliminación o exclusión como su nombre lo dice, es dejar de consumir el alimento cuya estructura molecular (proteínas, carbohidratos, grasas) que la conforman causan un daño en el organismo.

Ejemplo de ellos son los paciente con Alergia a la Proteína de la Leche de Vaca APLV, el paciente cuando ingiriere ya sea de forma directa por la propia leche o fórmulas lácteas, o indirectamente sus derivados como son el pan, tiene dificultades para degradar la molécula de la proteína de la leche de vaca generando dentro del intestino un proceso inflamatorio, que da como manifestaciones clínicas, desde cambios en la piel, reflujo gastroesofágico, dolor cólico a causa de la inflamación intestinal, incluso diarrea con sangre, pérdida de peso y talla por mencionar algunos. Para mejora de los malestares a causa de la proteína de la leche de vaca es su eliminación o exclusión.

Los alimentos implicados en alergias alimentarias son los más consumidos y las alergias suelen ocurrir en el mismo orden de incorporación de los alimentos a la dieta del niño (ablactación). En la práctica los alimentos

[10] Sharon G, Garg N, Debelius J, Knight R, Dorrestein PC, Mazmanian SK. (2014). Specialized metabolites from the microbiome in health and disease. Cell Metab; 20: 719-30.
[11] Cerdó T, Ruiz A, Suárez A, Campoy C. (2017) Probiotic, prebiotic, and brain development. Nutrients; 9. pii: E1247.
[12] Jenkins TA, Nguyen JC, Polglaze KE, Bertrand PP(2016). Influence of tryptophan and serotonin on mood and cognition with a possible role of the gut-brain axis. Nutrients; 8. pii: E56.
[13] Galley JD, Nelson MC, Yu Z, Dowd SE, Walter J, Kumar PS, et al (2014). Exposure to a social stressor disrupts the community structure of the colonic mucosa-associated microbiota. BMC Microbiol; 14: 189.
[14] Zhang D, Chen G, Manwani D, Mortha A, Xu C, Faith JJ, et al. (2015) Neutrophil ageing is regulated by the microbiome. Nature; 525: 528-32.

responsables de más del 90% de las alergias alimentarias son la leche, huevo, soja, trigo, cacahuetes, nueces, pescados y mariscos.

Los estudios sugieren, aunque no son aun concluyentes que el paciente con TEA sobre un estado de disbiosis, es decir, alteración de la microbiota por perdida de cierto tipo de bacterias de la flora intestinal[15].

Dieta libre de Gluten y caseína.

La leche de vaca y de cabra, junto con el del trigo, el centeno y la cebada, poseen ciertas proteínas (caseína y gluten), cuya estructura o partes de esta, al no ser digeridas completamente, presentan propiedades opiáceas como la morfina (reduce el dolor y favorece las conductas eufóricas). La mayoría de las personas logra degradar estas moléculas en el lumen del intestino delgado, y conceptualmente no ingresan al torrente sanguíneo, aun cuando en algunas personas podrían generar una respuesta inmune, con generación de anticuerpos o células dirigidas contra componentes de dichas proteínas. Por otra parte, tanto los intestinos, como la red de vasos sanguíneos que irrigan el cerebro (barrera hematoencefálica) impiden el paso de estas proteínas al cerebro, por lo que es muy difícil que moléculas tan grandes logren penetrar tales barreras[16].

Desde finales del siglo XX, se ha propuesto que en la población de niños con TEA, existiría una mayor tendencia a presentar errores del metabolismo que impiden degradar esas moléculas y/o presentan mayor permeabilidad en las barreras naturales, por lo que esas morfinas externas (exorfinas) llegarían a sitios del cerebro que se relacionan con el desarrollo del lenguaje, la comunicación, las relaciones sociales y la modulación de sensaciones y percepciones (lóbulos frontales, temporales, parietales), alterando el funcionamiento de todos los procesos implicados en la cognición (aprendizaje) y la comunicación[17].

Hay niños TEA y NO TEA con Sensibilidad al Gluten No Celíaca (SGNC), esta enfermedad se define dentro de las relacionadas con alergia al gluten, por un cuadro clínico compatible con Enfermedad Celíaca EC (distensión abdominal, diarreas, pobre crecimiento, vómitos y nauseas, reflujo, anemia por deficiencia de hierro, lesiones bucales, problemas en el esmalte de los dientes, apatía, irritabilidad, hiperactividad, etc.) y respuesta a dieta de eliminación del gluten, en ausencia de criterios diagnósticos de Enfermedad Célica, esto es, sin cambios inmunológicos ni cambios en la estructura interna del intestino (con anticuerpos anti-transglutaminasa tisular negativos y sin atrofia de las vellosidades en la biopsia duodenal)[18]. La SGNC está bien descrita en los adultos, pero su presencia en la edad pediátrica es controvertido, ya que no hay criterios diagnósticos, aunque ya se describen algunos casos[19]. Si pensamos en un niño con dificultades de comunicación que siente dolores (cólicos, picazón) o molestias que no puede comprender o explicar a nadie, podemos hacernos una idea de que, muchas veces, la única forma de expresar tales molestias la constituye el llanto, la agresión, la autoagresión o la necesidad de aislamiento[20]. Los pacientes con autismo y sensibilidad al gluten no celíacos presentan mejoría en el hábito

[15] Campos-Berga, L. Martínez, Vicent Cañada, Yolanda. (2016). Microbiota Intestinal en Trastornos de Espectro Autista. Revisión sistemática de estudios clínicos. Systematic review of clinical studies. octubre
[16] Shattock P, Savery D (1997). El Autismo como Trastorno metabólico En: Riviere A, Martos J: El tratamiento del autismo. Nuevas Perspectivas. Ministerio del Trabajo y Asuntos Sociales. España.
[17] Shaw W (1998): Tratamientos Biológicos del Autismo y PDD. Grat Plañís Laboratory. Kansas. USA.
[18] R. Troncone, B. Jabri. (2011). Coeliac disease and gluten sensitivity. J Intern Med, 269, pp. 582-590
[19] L. Mastrototaro, S. Castellaneta, A. Gentile, C. Fontana, E. Tandoi, S. Dellatte, et al. (2012) Gluten sensitivity in children: Clinical, serological, genetic and histological description of the first paediatric series. Dig Liver Dis, 44, pp. S254-S255
[20] Miguel Higuera C. (2010).Tratamientos Biológicos del Autismo y Dietas de Eliminación Rev. chil. pediatr. v.81 n.3 Santiago jun.

intestinal y en los síntomas no gastrointestinales, de la misma forma que los pacientes sin autismo. La recomendación para los pacientes con autismo que tengan datos gastrointestinales atípicos (fuera de lo habitual), es hacer un abordaje buscando enfermedad celíaca o sensibilidad al gluten; si existe alguna de estas entidades se debe tratar con restricción, como los pacientes sin autismo. Por lo tanto, no se recomienda a los pacientes con autismo la restricción de la ingesta de gluten[21].

Su uso ha sido muy difundido en países tales como Canadá, México, Venezuela, Estados Unidos, Inglaterra, entre otros[19], perlo estas dietas libres de gluten y caseína no tienen un efecto mayor que el producido por un placebo (cualquier sustancia sin efecto farmacológico o terapéutico)[21,22].

Dando esta información se deben de aclarar algunos puntos en relación con la dieta de eliminación

- El paciente con TEA tiene el mismo riesgo de presentar Sensibilidad al Gluten No Celíaca (SGNC) o Enfermedad Celíaca (EC) que el resto de la población No TEA y se debe tratar por igual.
- Cuando hay síntomas gastrointestinales (distención abdominal, diarrea, reflujo, dolo abdominal, náuseas, etc.) relacionado con la ingesta de algún alimento, se debe realizar protocolo diagnostico para descartar alergia alimentaria.
- La dieta de eliminación debe ser indicada por médico especialista en el área de preferencia Gastroenterólogo Pediatra y supervisada por Nutriólogo, debido a los efectos secundarios que estas presentan (pérdida de peso, talla, ect).
- NO hay evidencia científica, que los pacientes con TEA sin Sensibilidad al Gluten No Celíaca (SGNC) o Enfermedad Celíaca (EC) o alguna Alergia Alimentaria se beneficien con dietas de eliminación.

Piridoxina (Vitamina B6) y Magnesio (Mg).

Surge a finales de los 70´s la suplementación dietética con Piridoxina (Vitamina B6) y Magnesio, siendo los tratamientos alternativos más antiguos y mejor estudiados para el TEA , basado presumiblemente en corregir una aberración metabólica que requiere una ingesta mayor de lo normal de esos nutrientes esenciales. Las mejoras al administrase eran en la interacción social, la comunicación y los comportamientos estereotipados y repetitivos, aunque las mediciones de estos síntomas son de apreciación con poca base científicas[23]. La evidencia científica de B6 y /o Mg de más de 25 estudios sigue sustentada en que no es un tratamiento eficaz.[24]

Metilcobalamina (B12).

[21] Alonzo L, Zaragoza C, Colmenero I, Martínez MJ, Arcas J. (2014)Rasgos clínicos sugestivos del espectro autista como manifestación de sensibilidad al gluten no celíaca. An Pediatr.;81:409-11

[21] Claire MillwardMichael FerriterSarah J CalverGraham G Connell-Jones. (2008) Dietas libres de gluten y caseína para el trastorno del espectro autist. Cochrane Systematic Review.

[22] Lange KW, Hauser J, Reissmann A. (2015) Gluten-free and casein-free diets in the therapy of autism. Curr Opin Clin Nutr Metab Care.;18(6):572-5.

[23] S. I. Pfeiffer, J. Norton, L. Nelson, and S. Shott, (1995) "Efficacy of vitamin B6 and magnesium in the treatment of autism: a methodology review and summary of outcomes," Journal of Autism and Developmental Disorders, vol. 25, no. 5, pp. 481–493,.

[24] Nicholas Lofthouse , Robert Hendren , Elizabeth Hurt, L. Eugene Arnold, and Eric Butter. A (2012). Review of Complementary and Alternative Treatments for Autism Spectrum Disorders Autism Research and Treatment

La deficiencia de Metilcobalamina (B12) de puede ocurrir en algunas personas con TEA debido a una ingesta dietética deficiente, absorción deficiente o desregulación metabólica. Su deficiencia en el organismo esta involucrado en múltiples sistemas metabólicos relacionados con la eliminación de sustancias toxicas en la célula (estrés oxidativo). Se pueden notar mejoras en la relación a lo social, el lenguaje y los problemas de comportamiento. El metil B12 a menudo se administra en inyecciones subcutáneas de dosis altas cada 2 a 3 días. No hay estudios de metil B12 oral o nasal, que se cree que son menos efectivos porque no mantienen niveles constantemente altos, por lo que su aplicación intramuscular es poco factible y dolorosa. No hay estudios suficientes que justifiquen el uso del metil B12 en el TEA por el momento[26].

Ácidos Grasos Omega-3.

Se tienen estudios que menciona que los niveles de ácidos grasos omega-3 en niños con TEA son bajos. Se consideran esenciales para el desarrollo del cerebro, son parte de las membranas neuronales óptimas y son sustrato para la producción de eicosanoides (por ejemplo, prostaglandinas) necesarios para la comunicación celular, la regulación inmune. Los dos ácidos omega-3 de interés son el ácido eicosapentaenoico (EPA) y el ácido docosahexaenoico (DHA). Los resultados en otros trastornos, se esperaría que mejoren el estado de ánimo, la atención y el nivel de actividad, así como posiblemente los síntomas del autismo, sin embargo, no hay evidencia aun que lo avale[25,26,27].

Probioticos y Prebioticos.

Los probióticos son microorganismos vivos que mejoran la salud digestiva y los prebióticos se refiere a ingredientes fermentados selectivamente que dan lugar a cambios específicos en la composición y/o la actividad de la flora gastrointestinal[28]. La evidencia testimonial es que el uso coordinado de probióticos aumenta significativamente el éxito clínico en la normalización de la flora intestinal en personas con TEA esto asociado al eje intestino- cerebro. El tratamiento con los probióticos en TEA, se proponen para mejorar la autoestimulación y las estereotipias, la agresión, los síntomas gastrointestinales, la socialización y la hiperactividad[26]. A pesar de las prometedoras investigaciones, los prebióticos y probióticos han demostrado una eficacia general limitada en el tratamiento de los síntomas gastrointestinales o conductuales en niños con TEA[29].

Hierro.

[25] M. P. Freeman, J. R. Hibbeln, K. L. Wisner et al., (2006). "Omega-3 fatty acids: evidence basis for treatment and future research in psychiatry," Journal of Clinical Psychiatry, vol. 67, no. 12, pp. 1954–1967,

[26] J. G. Bell, E. E. MacKinlay, J. R. Dick, D. J. MacDonald, R. M. Boyle, and A. C. A. Glen (2004)., "Essential fatty acids and phospholipase A2 in autistic spectrum disorders," Prostaglandins Leukotrienes and Essential Fatty Acids, vol. 71, no. 4, pp. 201–204,

[27] N. A. Meguid, H. M. Atta, A. S. Gouda, and R. O. Khalil, (2008) "Role of polyunsaturated fatty acids in the management of Egyptian children with autism," Clinical Biochemistry, vol. 41, no. 13, pp. 1044–1048,

[28] Gabriel Olveiraa, (2016). Inmaculada González-Moleroa. An update on probiotics, prebiotics and symbiotics in clinical nutrition. EndocrinolNutr.;63(9):482---494

[29] Ng QX, Loke W, Venkatanarayanan N, Lim DY, Soh AYS, Yeo WS, (2019) Medicina (Kaunas). A Systematic Review of the Role of Prebiotics and Probiotics in Autism Spectrum Disorders. May 10;55(5).

Los niveles bajos están asociados con retraso psicomotor, falta de sueño y problemas neurológicos y de comportamiento, que podrían ser objetivos lógicos de la suplementación con hierro. Se informan bajos niveles de ferritina sérica y bajo consumo de hierro en algunos niños con TEA[30], para este grupo con anemia, la suplementación con hierro es segura con ferritina sérica y por lo tanto se recomienda para este subgrupo[26].

Quelación.

La quelación es un proceso para eliminar metales pesados de la sangre y se utiliza en el tratamiento de los TEA según la teoría no probada de que los TEA son causados por la toxicidad de los metales pesados. La acumulación de metales pesados, particularmente mercurio, se debe teóricamente a la incapacidad del cuerpo para eliminar los metales pesados o al aumento de la exposición, o ambos. La desintoxicación implica cursos de DMSA oral (2, 3 ácido dimercaptosuccínico) con análisis elemental periódico de orina de sujetos y controles. Para tener éxito, la desintoxicación Tx requiere dos requisitos previos de tratamiento que deben tener éxito: limpiar el intestino de la flora dañina y reforzar el metabolismo con nutrientes esenciales para que el individuo pueda tolerar la desintoxicación. Su uso es controversial y solo indicada cuando se confirma niveles altos de mercurio en sangre[31,32].

Musicoterapia.

La Musicoterapia es el uso dosificado de la música en el tratamiento, rehabilitación, educación y adiestramiento en niños y adultos que padecen trastornos físicos y mentales[33]. Desde los años 70´s se ha introducido la música como terapia alterna en paciente con TEA. Hay diversos estudios donde especifican que los beneficios son en la comunicación verbal y no verbal, ya que se describe un incremento de la intención comunicativa, ayuda a disminuir y modificar estereotipias vocales[34], algunos autores refieren que fomenta el reconocimiento de palabras, la identificación de la grafía y de los conceptos y las habilidades de escritura[35]. Requiere de personal capacitado y lugar adecuado para eta área, por lo que se limita su intervención. En los diversos estudios mencionados, no se cuenta con una metodología científica confiable[36].

Terapia Asistida con Animales.

La Terapia Asistida con Animales implica una interacción terapéutica estructurada y supervisada con animales, que se consideran objetos de transición para la vinculación inicial de las personas con TEA antes de generalizar este apego a las personas[26]. Los estudios realizados incluyeron una mejora significativa en el

[30] S. Hergüner, F. M. Keleşoğlu, C. Tanıdır, M. Cöpür et al. (2011), "Ferritin and iron levels in children with autistic disorder," *European Journal of Pediatrics*, vol. 171, no. 1, pp. 143–146,.

[31] J. B. Adams, M. Baral, E. Geis et al. (2009)., "Safety and efficacy of oral DMSA therapy for children with autism spectrum disorders: part A— medical results," BMC Clinical Pharmacology, vol. 9, p. 16,

[32] J. B. Adams, M. Baral, E. Geis et al., (2009) "Safety and efficacy of oral DMSA therapy for children with autism spectrum disorders: part B— behavioral results," BMC Clinical Pharmacology, vol. 9, article 17,

[33] Alvin Juliette. (1967) Musicoterapia Editorial Paidos Buenos Aires Argentina

[34] Lanovaz, M.; Rapp, J. Y Fergurson, S. (2012). The utility of assessing musical preference before implementation of non-contingent music to reduce vocal stereotypy. Journal of applied behavior analysis, nº 45(4), 845-851. doi: 10.1901/jaba.2012.45-845

[35] REGISTER, D. (2001). The effects of an early intervention music curriculum on prereadong/writing. Journal of Music Therapy, nº 38(3), 239-248. Recuperado de http://goo.gl/nDPZKX, 8 de mayo de 2014.

[36] Paloma del Rocío Talavera y Felipe Gértrudix. (2016) The use of music therapy to improve the communication of children with Autism Spectrum Disorder in Specialized Open Classrooms Revista Complutense de Educación 257 ISSN: 1130-2496 Vol. 27 Núm. 1 257-284http://dx.doi.org/10.5209/rev_RCED.2016.v27.n1.45732

estado de ánimo lúdico, el enfoque, la conciencia del entorno social, el uso del lenguaje, la interacción social y la motivación para interactuar con el entorno[37, 38, 39, 40].

La hipoterapia ha sido definida por el National Center for Equine Facilitated Therapy (NCEFT) de Estados Unidos de América, como una forma especializada de terapia física que utiliza equinos para tratar a personas con trastornos del movimiento, asociados a varias afecciones neurológicas y neuromusculares, tales como parálisis cerebral, accidentes vasculares, esclerosis múltiple y traumatismos cerebrales, con vista a normalizar el tono muscular, reforzar la musculatura postural e incrementar la habilidad para llevar a cabo actividades funcionales cotidianas[41].

Los beneficios referidos son: estabiliza el tronco y la cabeza, corrige problemas de conducta (agresividad, aislamiento...), disminuye la ansiedad y los temores personales, fomenta la confianza y la concentración, mejora la autoestima, el autocontrol de las emociones y la autoconfianza, estimula la capacidad de atención y el equilibrio, la coordinación psicomotriz, incrementa la interacción social y la amistad, aumenta la capacidad de adaptación, trabaja la memoria, enriquece el vocabulario, fortalece la musculatura, ayuda a relacionarse con personas que no pertenecen al entorno familiar o escolar, desarrolla el respeto y amor hacia los animales[42].

La delfinoterapia se basa en la propiedad de los defines para emitir sonidos. El propósito general de una delfinoterapia es motivacional, aunque se pueden lograr otros objetivos relacionados con el lenguaje, la motricidad y el pensamiento conceptual. Se ha manejado mejoras en el contacto visual y disminución de las conductas estereotipadas[43].

Al igual que otras terapias alternativas, no se cuenta con estudios suficientes para considerar que la terapia asistida con animales disminuya de forma significativa los síntomas del TEA.

Neuromodulación.

Los estudios realizados en población con TEA empleando electroencefalograma EEG (estudio que permite evaluar la actividad eléctrica cerebral) han encontrado irregularidades y anomalías en sus patrones de actividad cerebral, entre las cuales destacan una reducción de ondas Alpha y un exceso de ondas Theta y Delta (ondas

---

[37] F. Martin and J. Farnum, "Animal-assisted therapy for children with pervasive developmental disorders," Western Journal of Nursing Research, vol. 24, no. 6, pp. 657–670, 2002.

[38] M. J. Sams, E. V. Fortney, and S. Willenbring, "Occupational therapy incorporating animals for children with autism: a pilot investigation," American Journal of Occupational Therapy, vol. 60, no. 3, pp. 268–274, 2006

[39] R. R. Taylor, G. Kielhofner, C. Smith et al., "Volitional change in children with autism: a single-case design study of the impact of hippotherapy on motivation," Occupational Therapy in Mental Health, vol. 25, no. 2, pp. 192–200, 2009.

[40] M. M. Bass, C. A. Duchowny, and M. M. Llabre, "The effect of therapeutic horseback riding on social functioning in children with autism," Journal of Autism and Developmental Disorders, vol. 39, no. 9, pp. 1261–1267, 2009.

[41] Equinoterapia en Cuba. <http://www.sld.cu/sitios/rehabilitacion-equino>

[42] Lic. Pedro Oropesa Roblejo, Lic. Isis García Wilson, MsC. Ventura Puente Sani, Lic. Yergenia Matute Gaínza Terapia asistida con animales como fuente de recurso en el tratamiento rehabilitador. Facultad de Tecnología de la Salud.MEDISAN 2009;13(6)

[43] Arias, M. y Canseco, M. A. (2017): "La eficacia de la intervención asistida con delfines". Revista Española de Discapacidad, 5 (2): 227-233.

lentas)[44,45]. Se podría considerar que esta modificación de los patrones anormales de actividad cerebral presentes en los TEA, son un objetivo prioritario de intervención en las técnicas de neuromodulación.

El término "neuromodulación" se refiere a la capacidad de modificar el funcionamiento e incluso la estructura del Sistema Nervioso Central. Los avances en investigación acerca de la plasticidad del sistema nervioso han llevado al desarrollo de técnicas que, basadas en esta capacidad, nos permiten influir en él y reparar posibles disfunciones. Actualmente se dispone de técnicas de neuromodulación exógenas y endógenas, las primeras suponen la aplicación de una estimulación externa que influye y modifica la actividad eléctrica cerebral, como sucede con la estimulación magnética transcraneal; por su parte, las técnicas endógenas se apoyan en la capacidad de la persona para modular su actividad cerebral normalizando sus patrones de activación y conectividad, siendo el neurofeeback[46].

Las mejoras relacionadas en la neuromodulasión son en la interacción y socialización, seguidas de mejoras en comunicación y lenguaje, y por último de reducciones de conductas estereotipadas[47].

Aunque no existe evidencia científica suficiente para afirmar que el neurofeeback pueda constituir el tratamiento de elección para los TEA, sí que puede concluirse con relativa certeza que es, como mínimo, un complemento adecuado para aplicar junto con otras intervenciones. Todas estas características hacen del neurofeeback una técnica prometedora cuya introducción en la práctica clínica habitual podría resultar muy interesante, y sobre la que sin duda merece la pena continuar investigando[47].

Cannabis CBD.

El uso de cannabis medicinal en niños está creciendo rápidamente. Si bien actualmente existen pruebas sólidas solo para el cannabidiol puro (CBD) para tratar tipos específicos de epilepsia refractaria, en la mayoría de los casos, se están utilizando cepas artesanales de cannabis medicinal rico en CBD para tratar a niños con varios tipos de epilepsia refractaria o irritabilidad asociada con el TEA.

La planta de cannabis tiene un efecto sustancial en el comportamiento social en los seres humanos.[48] Mejora la comunicación interpersonal[49] y disminuye los sentimientos hostiles[50]. Al igual que otras plantas, el cannabis contiene cientos de compuestos, incluidos terpenos y flavonoides, muchos de los cuales tienen un efecto

[44] Chan, A. S., Sze, S. L., & Cheung, M. (2007). Quantitative electroencephalographic profi les for children with autistic spectrum disorder. Neuropsychology, 21, 74-81. doi: http://dx.doi. org/10.1037/0894-4105.21.1.74

[45] Chan, A. S., Sze, S. L., & Cheung, M. (2007). Quantitative electroencephalographic profi les for children with autistic spectrum disorder. Neuropsychology, 21, 74-81. doi: http://dx.doi. org/10.1037/0894-4105.21.1.74

[46] Coben, R., & Evans, J. (2011a). Preface. In R. Coben, & J. R. Evans (Eds.), Neurofeedback and neuromodulation techniques and applications (pp. xxvvii). San Diego: Academic Press. doi: http://dx.doi.org/10.1016/B978-0-12-382235- 2.00019-6

[47] E. García-Berjillos, M. Aliño, M. Gadea, R. Espert y A. Salvador. Efi cacia del neurofeedback para el tratamiento de los trastornos del espectro autista: Una revisión sistemática. Revista de Psicopatología y Psicología Clínica 2015, Vol. 20 (2), 151-163

[48] Tart CT. Marijuana intoxication common experiences. Nature. 1970;226:701–4. doi: 10.1038/226701a0.

[49] Salzman C, Kochansky GE, Van Der Kolk BA, Shader RI. The effect of marijuana on small group process. Am J Drug Alcohol Abuse. 1977;4:251–5. doi: 10.3109/00952997709002763

[50] Salzman C, Van Der Kolk BA, Shader RI. Marijuana and hostility in a small-group setting. Am J Psychiatry. 1976;133:1029–33. doi: 10.1176/ajp.133.9.1029.

neurológico conocido o presunto. .4 El cannabis también contiene más de cien compuestos únicos llamados fitocannabinoides (cannabinoides derivados de plantas).

Los dos fitocannabinoides principales son el cannabidiol (CBD) y el Δ9-tetrahidrocannabinol (THC). Estos compuestos se caracterizaron en 1963 y 1964, respectivamente, por el profesor Raphael Mechoulam y sus colegas de Israel[51,52]. Mechoulam descubrió que el THC es el principal componente psicoactivo de la planta, responsable de la sensación de "subidón". Este efecto en el cerebro está mediado por un abundante receptor acoplado a la proteína G, al que denominó receptor cannabinoide tipo 1 (CB1R). Un segundo receptor que también se activa directamente por THC se denominó receptor cannabinoide tipo 2 (CB2R). El principal efecto mediado por CB2R es la inmunomodulación, activando en los macrófagos del bazo (órgano relacionado con la generación de células inmunológicas. Este receptor no se expresa significativamente en el cerebro en condiciones normales, pero se puede encontrar en las células gliales en diversas patologías cerebrales. Mientras que el THC activa directamente el sistema endocannabinoide a través de CB1R, el CBD no activa CB1R directamente y no es psicoactivo[53]. El cannabidiol tiene un umbral de toxicidad relativamente alto y parece tener propiedades ansiolíticas, antipsicóticas y neuroprotectoras [54, 55, 56, 57].

A pesar de la falta estudios, se han desencadenado el uso generalizado de varias cepas de cannabis en niños con TEA e irritabilidad severa y/o ansiedad , por su mejora, en estos síntomas y las habilidades sociales[58, 59], sin embargo, no esta aprobado su uso por la Food and Drug Administration (agencia del gobierno de los Estados Unidos de America, responsable de la regulación de alimentos, medicamentos, cosméticos, aparatos médicos, productos biológicos y derivados sanguíneos), por lo tanto no esta indicado su uso en los pacientes con TEA por el momento[60].

[51] Gaoni Y, Mechoulam R. Isolation, structure and partial synthesis of an active constituent of hashish. J Am Chem Soc. 1964;86:1646–7. doi: 10.1021/ja01062a046.

[52] Mechoulam R, Shvo Y. Hashish–I: The structure of cannabidiol. Tetrahedron. 1963;12:2073–8.

[53] Renard J, et al. Δ-9-Tetrahydrocannabinol and cannabidiol produce dissociable effects on prefrontal cortical executive function and regulation of affective behaviors. Neuropsychopharmacology. 2019;44:817–25.

[54] Campos AC, Fogaça MV, Scarante FF, et al. Plastic and neuroprotective mechanisms involved in the therapeutic effects of cannabidiol in psychiatric disorders. Front Pharmacol. 2017;8:269. 11. .

[55] McGuire P, Robson P, Cubala WJ, et al. Cannabidiol (CBD) as an adjunctive therapy in schizophrenia: a multicenter randomized controlled trial. Am J Psychiatry. 2018;175:225–31

[56] Devinsky O, Cilio MR, Cross H, et al. Cannabidiol: pharmacology and potential therapeutic role in epilepsy and other neuropsychiatric disorders. Epilepsia. 2014;55:791–802.

[57] Szkudlarek HJ, Desai Iannotti FA, Hill CL, Leo A, et al. Nonpsychotropic plant cannabinoids, cannabidivarin (CBDV) and cannabidiol (CBD), activate and desensitize transient receptor potential vanilloid 1 (TRPV1) channels in vitro: potential for the treatment of neuronal hyperexcitability. ACS Chem Neurosci. 2014;5:1131–41.SJ,

[58] Adi Aran, M.D. and Dalit Cayam-Rand, M.D. Medical Cannabis in Children, Rambam Maimonides Med J. 2020 Jan; 11(1): e0003.

[59] Aran A , Cassuto H , Lubotzky A , Wattad N , Hazan E . Informe breve: cannabis rico en cannabidiol en niños con trastorno del espectro autista y problemas de conducta severos: un estudio de viabilidad retrospectivo. J Autism Dev Disord. 2019 Mar; 49 (3): 1284-1288.

[60] Poleg S , Golubchik P , Offen D , Weizman A . Cannabidiol como candidato sugerido para el tratamiento del trastorno del espectro autista . Prog Neuropsychopharmacol Biol Psychiatry. 8 de marzo de 2019; 89: 90-96.

Como se menciono al principio del capitulo , el ser humano siempre busca alternativas no medicas para mejora de su condición de vida, enfermedad o trastorno, sin embargo, no se cuentan con estudios con aval científico suficiente que apruebe cada una de los tratamiento alternativos para le TEA, pero abren pauta para la investigar áreas no comprendidas aun de este trastorno, el uso o recomendación de las mismas implica una responsabilidad en todos los aspectos (ética médica, social, económica y cultural) , por los posibles efectos secundarios o adversos y el poco éxito.

"Las persona con TEA ven al mundo con una luz diferente, en forma que mucho no podría imaginar"

Tina J. Richardson

Dr. Gessen Salmerón Gómez

La intervención temprana es en el autismo una condición necesaria para alcanzar una buena calidad de vida en los años posteriores, y para que las personas con autismo logren un desarrollo pleno de sus capacidades. Fue considerado durante años como un trastorno con muy mal pronóstico y con escasas posibilidades de mejora. Sin embargo, sabemos hoy día que, de producirse una detección temprana y una intervención en los primeros meses y años de vida, existe margen para enormes mejorías en la evolución de estos niños y niñas[1]

El número y la diversidad de opciones en los modelos de intervención temprana en el TEA son muchas, se ofertan en gran medida, pero desafortunadamente en su mayoría no cuenta con insuficientes evidencias científica que permita su reproducibilidad y eficacia. Estos métodos incluso pueden ser poco elaborados, desenfocados, o con poca relación con el desarrollo de los niños y niñas con autismo.

Los objetivos y metas de cualquier intervención son el punto de partida de esta. En el caso del TEA, parecerían obvios: se trata de abordar aquellos aspectos en los que los niños y niñas tengan más dificultades, para optimizar su calidad de vida presente y futura. Está claro, por tanto, que es necesario trabajar en ámbitos como las dificultades en el desarrollo social y la falta de flexibilidad cognitiva (aprendizaje) y conductual. Por tanto, esperamos que cualquier intervención en el TEA actúe para limitar el impacto y reducir dificultades como las siguientes:

- Dificultades en la reciprocidad socioemocional, es decir, problemas para compartir intereses o emociones, o responder a ellas, o dificultades a la hora de interactuar socialmente con los demás.
- Problemas en la comunicación no-verbal, como el contacto visual con su interlocutor o comprensión y uso de los gestos.
- Limitaciones en el mantenimiento de las amistades o falta de interés en otros niños y niñas.
- Conductas, habla o uso de objetos repetitivos o estereotipados.
- Falta de flexibilidad y adhesión a pautas de conductas concretas, rutinas o rituales, tanto verbales como no verbales. Intereses altamente restringidos y anormales en su intensidad como obsesión por los dinosaurios. Baja (Hipo) o Alta (Hiper) reactividad ante determinados estímulos o intereses muy centrados en algunos aspectos del entorno[2].

---

[1] Dawson, G., Rogers, S., Munson, J., Smith, M., Winter, J., Greenson, J., ... y Varley, J. (2010). Randomized, controlled trial of an intervention for toddlers with autism: The Early Start Denver Model. Pediatrics, 125(1), e17-e23.
[2] Alvarez R., Franco V., Gracia F., Garcia A.M., Giraldo L., Montealegre S., Mota C., Muñoz M., Perez B., Manual didáctico para la intervención en atención temprana en trastorno del espectro del autismo. Federación Autismo Andalucía

Los programas de intervención en el TEA como ya se mencionó son múltiples y cada uno de ellos con diferentes objetivos, para una compresión clara de ellos se han logrado identificar los siguientes aspectos: el grado de especificidad o comprensividad de los objetivos que se abordan y el marco teórico en el que se apoyan.

Las intervenciones comprensivas pretenden impactar sobre todos o casi todos los síntomas del TEA y/o áreas del desarrollo. Intentan cubrir tanto el desarrollo de las competencias básicas de acuerdo con la edad y reducir las conductas problemáticas o limitaciones de los niños. Incluyen objetivos concretos, actividades, y estrategias formativas para los que deseen utilizarlos (cursos o adiestramientos). Están diseñadas para llevarse a cabo de uno o dos años. Early Start Denver Model es una de las muchas de las propuestas.

Las intervenciones focalizadas abordan uno o dos síntomas o problemas específicos con los que se puede encontrar el niño con TEA. Suelen utilizar un solo método o técnica para intervenir sobre los problemas de conducta, dificultades de relación social, o limitaciones del lenguaje. Pueden clasificarse, además, en términos del área funcional que abordan, social, o conductual Ejemplos de intervenciones de este tipo son: Historias Sociales propuestas por Carol Grey, o el Picture Exchange Communication System (PECS).

Existen intervenciones que incluyen propuestas más o menos vinculadas a un modelo específico, tanto en cómo se entienden las causas y desarrollo del autismo, como en cuanto a los mecanismos por los cuales una intervención puede lograr mejorías. Así, por ejemplo, hay programas basados en la idea de cualquier tratamiento exitoso ha de partir de los principios de la modificación de conducta, otros del principio de que la intervención en el desarrollo psicomotor impactará en el resto del desarrollo, y aún otros en que el contacto con el ritmo y las melodías musicales influirán positivamente en el cerebro de la persona con autismo.

Algunos programas se basan en la idea de que los comportamientos son aprendidos y pueden ser manipulados a través de los estímulos ambientales que los anteceden o siguen. De forma genérica, son conocidos como programas ABA, por sus siglas en inglés (Applied Behavior Analysis). Entre estos programas se incluyen el programa Lovaas (Lovaas, 1993), agrupado junto con otros similares bajo el término de Intervención Conductual Intensiva Temprana (Early Intensive Behavioral Intervention – EIBI) (Reichow, Barton, Boyd, y Hume, 2014). También se incluyen aquí el Entrenamiento en ensayos discretos (Discrete Trial Training), el Entrenamiento en respuestas pivotales (Pivotal Response Treatment), o la Enseñanza incidental (Incidental Teaching)[3,4].

Las intervenciones evolutivas o pragmáticas siguen un enfoque diferente. En ellas, se trata de aprovechar entornos lo más naturales posibles, en los que los niños y niñas toman la iniciativa en la interacción y la selección de actividades. Se desarrollan habitualmente en contextos de juego, en los que el terapeuta favorece el desarrollo social y comunicativo al responder de forma concreta a las conductas del niño. Estás intervenciones no se construyen a partir de una estructura rígida y pre-organizada, sino según un formato abierto y parecido al contexto de interacción natural. Aquí se incluyen programas como el modelo DIR/Floortime (Developmental, Individual Difference, Relationship-based Model), el modelo sociopragmático de desarrollo (Developmental

---

[3] Boyd, B. A., Hume, K., McBee, M. T., Alessandri, M., Gutierrez, A., Johnson, L., ... y Odom, S. L. (2014). Comparative efficacy of LEAP, TEACCH and non-model-specific special education programs for preschoolers with autism spectrum disorders. Journal of Autism and Developmental Disorders, 44(2), 366-380

[4] Reichow, B., Barton, E. E., Boyd, B. A., y Hume, K. (2014). Early Intensive Behavioral Intervention (EIBI) for Young Children with Autism Spectrum Disorders (ASD): A Systematic Review. Campbell Systematic Reviews 2014: 9. Campbell Collaboration.

Social-Pragmatic Model), o el modelo de Greenspan o la terapia de Juego en suelo (Floor Time), el programa Enseñanza del entorno (Enhanced-Milieu Teaching) o el modelo Intervención de desarrollo de relaciones (Relationship Development Intervention - RDI).

Es complicado llevar un orden estricto de intervención, por lo que algunos programas que aprovechan el juego y la iniciativa del niño también incluyen el uso de procedimientos de modificación de conducta. Es el caso del modelo Denver (Early Start Denver Model), el programa TEACCH, o el LEAP (Learning Experiences: an Alternative Program for Preschoolers and Parents). Al mismo tiempo, algunos programas netamente conductuales han flexibilizado su aproximación para hacer que las situaciones de intervención sean más naturales y parecidas a los contextos de vida diaria, a veces utilizando directamente estos. Por ello, se puede en realidad hablar de un continuo en la dimensión de grado de control del contexto y de la interacción, que tendría a las intervenciones clásicas conductuales en un extremo, y a las evolutivas en el otro.

- Intervenciones Focalizadas

Como hemos señalado, se trata de aquellas actuaciones que emplean una estrategia específica (o como mucho un número limitado de técnicas o estrategias) para abordar un síntoma específico. El NPDC (National Professional Development Center on Autism Spectrum Disorder) http://autismpdc. fpg.unc.edu/evidence-based-practices utiliza un criterio riguroso para clasificar un número de intervenciones concretas o focalizadas como Prácticas Basadas en la Evidencia (PBE).

a) Discrete Trial Training, DTT (Entrenamiento en ensayos discretos)

Es uno de los métodos de instrucción que usa el ABA. Implica desmenuzar habilidades específicas en pequeños componentes o pasos que después se enseñan de forma gradual. A menudo el entrenamiento se desarrolla durante la interacción uno-a-uno entre el niño y su padre/madre o educador y se emplean reforzadores para recompensar el éxito de cada paso. Se enseñan desde habilidades de atención hasta otras más complejas como conductas verbales o sociales. Se empieza con habilidades sencillas, aumentando la complejidad a medida que el niño avanza. Las técnicas originarias de intervención, altamente estructuradas, se basaban casi exclusivamente en el DTT. La manera de trabajar es en forma de ensayo discreto, con cuatro elementos:

1. El terapeuta presenta una orden o pregunta clara (estímulo) (por ejemplo, señala a un perro)

2. En caso necesario, la orden va seguida de un refuerzo.

3. El niño responde de manera correcta o incorrecta (respuesta).

4. El terapeuta proporciona una consecuencia: una respuesta correcta recibe un refuerzo, mientras que una incorrecta se ignora o se corrige. Luego se generaliza a otras situaciones.

El DTT recibió un número importante de críticas centradas en el grado de artificialidad de la situación de enseñanza. Los niños y niñas pequeños desarrollan sus habilidades en el contexto de interacciones sociales afectivamente ricas que involucran el juego con personas y objetos, por lo que la información idéntica que se entrega fuera del contexto de un intercambio social afectivamente comprometido no da lugar al mismo grado o profundidad de aprendizaje[2]. A mediados de los años ochenta, la investigación mostró que intervenciones altamente estructuradas como la DTT, generaban en los menores fracaso para generalizar habilidades recién aprendidas a través de múltiples entornos y circunstancias, presencia de comportamientos desafiantes evasión /evitación, falta de espontaneidad y sobre dependencia en los mensajes[5].

b) Apoyo conductual positivo (ACP)

El apoyo conductual positivo (ACP) no solo es un conjunto de procedimientos funcionales y no aversivos destinados a reducir o a corregir un comportamiento problemático, sino que es un enfoque que va más allá del mero análisis conductual y hace hincapié en la modificación del contexto en el que se da el problema. Su objetivo principal no solo es reducir la conducta problemática sino también conseguir un cambio de estilo de vida del sujeto, respetando su dignidad, potenciando sus capacidades y ampliando sus oportunidades para mejorar su calidad de vida.

c) Evaluación funcional de la conducta

La evaluación funcional [Functional Assessment] es un proceso de recogida de información que se puede emplear para maximizar la efectividad y la eficacia de las intervenciones de apoyo conductual. Los principales resultados de la evaluación funcional incluyen una descripción de la conducta problema, la identificación de eventos, tiempos y situaciones predictores y antecedentes de conductas problemáticas, la identificación de consecuencias que mantengan la conducta, la identificación de la función motivadora de la conducta y la recopilación directa de datos observacionales. Diversos estudios han demostrado que las intervenciones basadas en una evaluación global y el análisis de la función de la conducta tienen mucha más probabilidad de ser efectivas que aquellas intervenciones que se centran en las formas tradicionales de evaluación (evaluaciones normativas, logro intelectual y conductual, test proyectivos de personalidad, observaciones anecdóticas y entrevistas no-estructuradas).

d) La comunicación alternativa y aumentativa SAAC

La comunicación alternativa y aumentativa (CAA) [Augmentative and Alternative Communications (AAC)] incluye todas las formas de comunicación (distintas a la comunicación oral) que se emplean para expresar pensamientos, necesidades, deseos e ideas. Todos utilizamos CAA cuando hacemos una expresión facial o un gesto, o cuando empleamos símbolos o dibujos, o escribimos. Las personas con problemas severos de habla o lenguaje emplean la CAA para suplementar el habla existente o para reemplazar el habla que no es funcional. El CAA no ha de ser un sustituto del habla, sobre todo en aquellas personas que ya la han adquirido, ha de emplearse para mejorar la comunicación. En cuanto a los tipos de CAA se puede diferenciar entre CAA con ayuda o sin ayuda.

-   Los CAA sin ayuda no cuentan con soportes de apoyo externos, por ejemplo, gestos, lenguaje corporal, lengua de signos, etc.

---

[5] Schreibman, L., Dawson, G., Stahmer, A. C., Landa, R., Rogers, S. J., McGee, G. G., ... & McNerney, E. (2015). Naturalistic developmental behavioral interventions: Empirically validated treatments for autism spectrum disorder. Journal of Autism and Developmental Disorders, 45, 2411-2428.

- Los sistemas CAA con ayuda son ayudas materiales o aparatos electrónicos que pueden o no ofrecer salida de voz. Los aparatos que producen salida de voz pueden ofrecer cartas, palabras y frases o una variedad de símbolos que permiten al usuario construir mensajes, estos mensajes pueden ser hablados electrónicamente y/o impresos en un dispositivo visual o papel.

e) Comunicación Total

Un procedimiento específico que se apoya en el uso de SAAC es la Comunicación Total [Total Communication]. Supone el uso de dos códigos utilizados simultáneamente: el código oral o habla y el código signado o signos, por parte de las personas del entorno de quien tiene TEA. Se usan igualmente todos los SAAC que resulten útiles para la persona. Se establece de forma paralela una comunicación simultánea: el empleo de los códigos oral y signado por parte del adulto de los códigos (signos + habla) efectuada por el emisor. Como característica de esta comunicación, destacar que se les da más importancia a los aspectos expresivos que a los comprensivos, de ahí la gran importancia que se da a la imitación y a la técnica del modelado. Supone la utilización de diferentes modalidades dentro de un contexto de Comunicación Total procurando una comunicación funcional, social, significativa y espontánea (Vocalizaciones / Gestos naturales / SAAC / Lenguaje).

f) Sistemas de comunicación de intercambio de imágenes PECS

El PECS [Picture Exchange Communication Systems] es una intervención surgida en la década de los 90, siendo sus autores Bondy y Frost (1994). Es un programa que se emplea para enseñar a los niños a interactuar con los otros mediante el intercambio de dibujos, símbolos, fotografías u objetos reales de los ítems deseados. Las metas del PECS incluyen: a) la identificación de objetos que pueden servir como estímulos para cada acción del niño o niña y b) aprender a iniciar la comunicación mediante un sistema de múltiples dibujos. Es un programa muy estructurado que emplea principios de modificación de conducta como son estímulos, respuestas y reforzadores para alcanzar la comunicación funcional. El programa ayuda al menor a iniciar la comunicación y a generalizar estas habilidades a una variedad de objetos y personas. El PECS es un ejemplo de un programa conductual para enseñar comunicación funcional mediante una modalidad visual. Es opuesto al enfoque oralista tradicional. El énfasis se centra en el intercambio de comunicación entre personas, más que en la extensión del repertorio comunicativo. Se enseña a la persona a entregar un pictograma del ítem deseado al entrenador, quien inmediatamente satisface la petición. También se les enseña a comentar y responder preguntas directas. Para su puesta en marcha requiere de dos entrenadores.

g) Entrenamiento en habilidades sociales

El entrenamiento en habilidades sociales (Social Skills Training) incluye una amplia variedad de intervenciones. En algunas de las revisiones encontradas se sintetizan las conductas diana que se pretenden desarrollar con los programas de intervención en habilidades sociales, y se definen además los componentes esenciales de estos programas. Algunas de sus metas son: desarrollo de la comunicación funcional, iniciación social, desarrollo cognitivo, juego o habilidades grupales, conductas desafiantes, habilidades físicas y motrices… A través de objetivos individualizados, trata de enseñar habilidades para mejorar las interacciones sociales y la autorregulación mediante apoyos naturales en contextos comunitarios.

h) Historias Sociales (Carol Gray, 1994)

Las Historias Sociales [Social Stories (SS)] de Carol Gray se recomendaron inicialmente para niños con TEA de alto funcionamiento que poseían habilidades básicas de lenguaje. Sin embargo, las investigaciones desarrolladas a partir de 1995 sugieren que las SS se pueden emplear en menores con dificultades de aprendizaje más severas. La finalidad es mejorar la comprensión de las habilidades sociales. Son historias cortas, escritas en primera persona para niños con TEA, para facilitar su comprensión de las situaciones sociales. Mientras que los niños con un desarrollo típico pueden deducir lo que es apropiado en distintas situaciones sociales, los niños con autismo encuentran estas situaciones sociales confusas. Las historias sociales tratan de ayudar al niño con TEA a manejar su propia conducta describiendo de manera explícita lo que debe suceder en una situación, cuándo, cómo y por qué ha de suceder. Las historias sociales se escriben de manera individualizada de acuerdo con el nivel de comprensión del niño y de acuerdo con sus dificultades conductuales o falta de comprensión social, específicas. En cuanto a la composición de las historias sociales estas han de contener cuatro tipos de frases: Descriptivas/ de perspectiva/ Directivas/ Afirmativas /de control y cooperativas. La ratio recomendada es de 5 frases afirmativas, descriptivas y/o con perspectiva frente a cada frase directiva.

i) Apoyos visuales

Los apoyos visuales son "cosas que vemos y que favorecen el proceso de comunicación"[6]. Estas estrategias cuentan entre sus ventajas con la predictibilidad, ayudando a disminuir la ansiedad y las conductas desafiantes; la estabilidad, es una información que permanece en el tiempo, más que las palabras que se esfuman; ayudan a las personas con TEA a organizar la información, dando una estructura más comprensible; y con todo esto, aumentan las probabilidades de lograr una mayor autonomía. Hongdon nos sugiere esta clasificación para las estrategias visuales: Herramientas para dar información: horarios, calendarios… Ayudas para dar instrucciones efectivas: herramientas para el manejo del aula - intervención y organizadores de tareas o secuencias.

- Modelos Comprehensivos

Recordemos que son aquellos que emplean una combinación de estrategias o técnicas para abordar la mayoría o todos los síntomas del TEA, promoviendo el desarrollo en su conjunto y reduciendo los problemas de conducta. Los modelos globales de tratamiento son intervenciones que tienen un marco teórico, están organizadas conceptualmente y formadas por multicomponentes e implican:

- Son intensivos en la intervención (muchas horas semanales de intervención)
- Exigen una formación específica de los profesionales y acreditación.
- Suponen la aplicación sistemática de una serie de técnicas y están centrados en unos objetivos y modelo comprehensivo determinado.

---

[6] Hodgdon, L. A. (2002). Estrategias visuales para mejorar la comunicación: ayudas prácticas para la escuela y el hogar. Troy: Michigan. QuirkRoberts Publishing.

Intervenciones conductuales

Estos procedimientos se basan en técnicas para modificar la conducta y los principios de análisis conductual aplicado, que plantean que un adecuado manejo de las contingencias ambientales logrará la instauración en las personas con TEA de las conductas adaptativas que no se desarrollan de forma natural. Algunos de ellos son el programa Lovaas y los programas de ABA contemporáneo, como el Pivotal Response Training (Enseñanza de respuestas pivotales - PRT), Natural Language Paradigm (Paradigma de lenguaje natural - NLP), Verba Learning Behaviour (Análisis de la conducta verbal) e Incidental Teaching (Enseñanza incidental).

En conjunto estos programas son frecuentemente conocidos por las siglas ABA, que corresponden en inglés a Applied Behavior Analysis, es decir, Análisis de la Conducta Aplicado. El Análisis Conductual Aplicado (ABA) utiliza diversos procedimientos y técnicas conductuales en la reducción de comportamientos inapropiados, con el aumento en el repertorio de conductas adecuadas y nuevas habilidades, concretamente en el TEA. Los tres principios básicos del modelo de intervención ABA son:

- Análisis: El progreso se evalúa a partir de las intervenciones registradas y medidas en su progreso.
- Comportamiento: Basado en principios científicos de la conducta.
- Aplicado: Principios aplicados en las conductas observadas.

a) Lovaas

El Instituto Lovaas ofrece, desde hace más de 40 años, intervenciones conductuales basadas en el análisis conductual aplicado, como, por ejemplo, los modelos globales de tratamiento llamados Intensive Behavioural Intervention-IBI (intervención conductual intensiva) o Early Intensive Behaviour Intervention-EIBI (intervención conductual temprana intensiva), bajo la dirección del equipo de I. Lovaas en la Universidad de UCLA-Los Ángeles.

Se utilizan métodos de aprendizaje conductual sistemático (entrenamiento por ensayo discreto, aprendizaje incidental) e intensivo (intervención directa de 20 a 40 horas por semana) para potenciar habilidades que se engloban en un programa estructurado que incluye objetivos específicos de áreas como las sociales, de juego, cognitivas, de lenguaje y de autonomía. Son intervenciones individualizadas de uno a uno o de pequeños grupos, dependiendo del nivel o del progreso del niño, y se aplica en diferentes contextos, como en casa, en la escuela y en la comunidad. La duración del programa es de 2 a 3 años y se desarrolla tanto en la escuela como en casa. Lo lleva a cabo un entrenador, y los padres se hacen cargo de la generalización de las habilidades aprendidas. Durante los primeros 6-12 meses se ofrece un entrenamiento en casa uno-a-uno, gradualmente la instrucción va siendo menos estructurada hasta que el niño o niña está preparado para ir a la escuela. Los ayudantes acompañan al menor a la escuela para facilitar la transición, y progresivamente se van eliminando las ayudas. Entre los aspectos que se cuantifican para valorar la eficacia de la intervención están los cambios en el cociente intelectual (CI), la integración en contextos escolares normalizados, la reducción de conductas problemáticas, la mejora de la socialización y las habilidades de la vida diaria, etc.

 A pesar de que con este método se consiguen mejorar habilidades como la atención, la obediencia, la imitación o la discriminación, ha sido criticado por los problemas en la generalización de las conductas aprendidas para un uso en un ambiente natural espontáneo, por basar sus resultados fundamentalmente en la mejora del cociente intelectual (CI) y porque el medio de aprendizaje altamente estructurado no es representativo de las interacciones naturales entre adultos y niños[7].

b) Enseñanza Naturalista

La Enseñanza Naturalista (Naturalista Teaching) surge en respuesta a las dificultades de los métodos tradicionales de intervenciones basadas en ensayos discretos para la generalización de aprendizajes, desarrollando e introduciendo aproximaciones naturalistas de enseñanza que persiguen efectos más duraderos en el tiempo y a largo plazo y que buscan la generalización de resultados. Todas las aproximaciones (Incidental Teaching; Pivotal Response Training; Milieu Teaching; Natural Language Teaching, etc.) se han desarrollado con la intención de alcanzar una aproximación más naturalista para mejorar el desarrollo del lenguaje y la comunicación de los menores con TEA.

Las principales diferencias entre el ABA tradicional y los modelos naturalistas son entre otras: El control de las interacciones, bien se comparte o bien se intercambia entre el terapeuta y menor. Las preferencias del menor, y las actividades seleccionadas por el niño o niña son los contextos primarios y los temas para el intercambio comunicativo. Así pues, las técnicas tradicionales del ABA se han reconvertido en intervenciones conductuales más naturales, con técnicas como el Incidental Teaching o el PRT, que mejoran la generalización de las habilidades.

c) Entrenamiento en Respuestas Pivotales (PRT)

El Entrenamiento en Respuestas Centrales/Pivotales (Pivotal Response Treatment o PRT), fue desarrollado por Robert l. Koegel, L.K. Koegel y L. Shreibman, en la Universidad de California, Santa Bárbara. Es un modelo de intervención conductual basado en los principios de ABA y tiene como objetivo desarrollar la tecla "fundamental" de las habilidades que son necesarias para muchas otras habilidades mediante el aumento de la motivación del niño y la capacidad de respuesta. En lugar de abordar conductas individuales de una en una, el PRT aborda las áreas pivotales para el desarrollo del menor como son: la respuesta a claves ambientales múltiples, la motivación, el automanejo, y las iniciaciones sociales. Abordando estas áreas críticas, el PRT genera mejoras colaterales más amplias en las áreas social, comunicativa y conductual que no se persiguen de manera específica. Los propósitos prioritarios de esta técnica son: enseñar al niño a responder a las oportunidades de aprendizaje que ocurren de forma natural y compartirlas; reducir la necesidad de instrucción continua y la intervención de padres y profesionales; y ofrecer educación y servicios relacionados de forma más habitual en ambientes naturales. El PRT se ha utilizado para desarrollar las habilidades lingüísticas, habilidades de juego y el comportamiento social en los menores con TEA.

Los programas PRT usualmente son de unas 25 horas semanales o más. A toda persona cercana al niño o niña, se le anima a utilizar métodos PRT consistentemente en cada aspecto de la vida del menor. El PRT ha sido descrito como un estilo de vida que la familia adopta. Cada programa se diseña según necesidades del niño y

---

[7] http://www.lovaas.com

las rutinas de la familia. Una sesión generalmente supone seis segmentos durante los cuales se abordan habilidades sociales, de lenguaje y de juego en formatos estructurados y no estructurados.

Conducta verbal (Verbal Behavior o VB) Otro método de terapia conductual (basado en los principios de ABA) con un enfoque diferente a la adquisición y función del lenguaje es la terapia de Conducta verbal (Verbal Behavior o VB). El AVB se centra en la enseñanza y el fortalecimiento de la conducta verbal y las habilidades funcionales de comunicación. En su libro de 1957, Conducta Verbal, B.F. Skinner detalló un análisis funcional del lenguaje. Describió todas las partes del lenguaje como un sistema. La conducta verbal usa el análisis de Skinner como base para enseñar lenguaje y moldear la conducta. Skinner teorizó que todo el lenguaje puede ser agrupado en conjuntos de unidades, a las cuales llamó operantes. Cada operante identificado por Skinner tiene una función distinta. En lugar de poner énfasis en los aspectos expresivos y comprensivos del lenguaje, se centra en las variables ambientales responsables. Algunos de los pasos de este proceso suponen entrenar la imitación vocálica de los sonidos, antes de tratar de enseñar las palabras completas. Los programas de VB normalmente son de unas 30 horas semanales de terapia o más. A las familias se les recomienda usar los principios de VB en su vida cotidiana. Entre algunas de las pautas que se proponen para poner en marcha este modelo podemos encontrar: Ser positivo: utilizar 8 positivos por cada negativo, no utilizar el nombre del niño o niña cuando hacemos referencia al negativo. Dar instrucciones: simplificar el lenguaje; asegurarnos que estamos lo suficientemente cerca y hablamos lo suficientemente alto para que nos entienda; agacharnos a la altura del niño o niña para captar su atención. Reforzadores: buscar cosas que sean de interés para el niño o niña: pompas, juegos de agua, pelotas, etc[8].

d)   Conducta verbal (Verbal Behavior o VB)

Otro método de terapia conductual (basado en los principios de ABA) con un enfoque diferente a la adquisición y función del lenguaje es la terapia de Conducta verbal (Verbal Behavior o VB). El AVB se centra en la enseñanza y el fortalecimiento de la conducta verbal y las habilidades funcionales de comunicación. En su libro de 1957, Conducta Verbal, B.F. Skinner detalló un análisis funcional del lenguaje. Describió todas las partes del lenguaje como un sistema. La conducta verbal usa el análisis de Skinner como base para enseñar lenguaje y moldear la conducta. Skinner teorizó que todo el lenguaje puede ser agrupado en conjuntos de unidades, a las cuales llamó operantes. Cada operante identificado por Skinner tiene una función distinta. En lugar de poner énfasis en los aspectos expresivos y comprensivos del lenguaje, se centra en las variables ambientales responsables. Algunos de los pasos de este proceso suponen entrenar la imitación vocálica de los sonidos, antes de tratar de enseñar las palabras completas. Los programas de VB normalmente son de unas 30 horas semanales de terapia o más. A las familias se les recomienda usar los principios de VB en su vida cotidiana. Entre algunas de las pautas que se proponen para poner en marcha este modelo podemos encontrar: Ser positivo: utilizar 8 positivos por cada negativo, no utilizar el nombre del niño o niña cuando hacemos referencia al negativo. Dar instrucciones: simplificar el lenguaje; hay asegurarnos que estamos lo suficientemente cerca y hablamos lo

---

[8] UCSB Koegel Autism Center (Centro Koegel para el Autismo de la UCSB) : www.Education.UCSB.edu/autism UCSD Autism Research Program (Programa de Investigación sobre el Autismo de la UCSD): http://psy3.ucsd.edu/~autism/prttraining.html

suficientemente alto para que nos entienda; agacharnos a la altura del niño o niña para captar su atención. Reforzadores: buscar cosas que sean de interés para el niño o niña: pompas, juegos de agua, pelotas, etc[9].

- Intervenciones evolutivas

Con un enfoque diferente, pretenden ayudar al niño a desarrollar relaciones positivas y significativas con otras personas. Se centran en enseñar técnicas sociales y de comunicación, en ambientes estructurados, así como desarrollar habilidades para la vida diaria (habilidades 'funcionales' y 'motoras'). Algunos de ellos son: Floor Time-DIR (Developmental IndividualDifference, Relationship-Based Model/Responsive Teaching (RT) y Relationship Development Intervention (RDI).

a) DIR®/Floortime™

El Modelo DIR®/Floortime™ (Developmental, Individual Difference, Relationship-based Model) permite a padres, terapeutas y educadores realizar una evaluación completa, y un programa de intervención para ayudar a menores con TEA generalmente, se realiza un abordaje de trabajo en equipo con terapia del lenguaje, terapia ocupacional, programas educativos y, cuando es apropiado, intervenciones biomédicas. Es un modelo basado en el desarrollo y en las relaciones, destacando el desarrollo y los intereses emocionales del niño o niña, que se basa en el trabajo conjunto de padres y profesionales. Los objetivos son lograr la atención compartida y autorregulación, relación y enganche, comunicación bidireccional con gestos y claves emocionales, resolución de problemas sociales, uso creativo de ideas... Pretende compartir el mundo de intereses del menor para acercarlo a un mundo compartido de interacción que pueda desarrollar el desarrollo emocional e intelectual. No se centra en áreas específicas de competencia: No trata los aspectos del desarrollo como piezas separadas, como por ejemplo el desarrollo del habla, desarrollo motor, etc. Se desarrolla en segmentos de 20 minutos seguidos de 20 minutos de descanso, cada segmento se dirige a uno de los retrasos del desarrollo previamente descritos. La parte D (Desarrollo) del modelo describe cada paso en la construcción de esas capacidades. La parte I (Diferencias Individuales) del modelo describe las maneras únicas y biológicas con las cuales cada niño recibe, responde y comprende las sensaciones tales como el sonido, el tacto, planifica y secuencia ideas y acciones. La parte R (Basado en las Relaciones) del modelo describe las relaciones de aprendizaje (con cuidadores, educadores, pares, etc.) que son ajustadas a las diferencias individuales del niño para permitirle progresar en el logro de estas capacidades básicas. En Floortime™, el padre, la madre o el profesional participa en las actividades del niño/a y sigue el ejemplo del menor. La intervención se llama Floortime (Tiempo de suelo) porque el padre o madre se sienta en el suelo con el niño/a para interactuar con él/ella a su nivel, en las actividades que al menor le gustan. A partir de esta interacción inicial, al progenitor se le instruye en la metodología de llevar al niño/a a interacciones progresivamente más complejas, un proceso conocido como "abrir y cerrar círculos de comunicación"[10].

b) Relationship Development Intervention (RDI®)

El modelo Intervención de Desarrollo de Relaciones [Relationship Development Intervention (RDI)] fue desarrollado por Gutstein en Houston, Texas. Es un programa global cuyo principal objetivo es paliar los déficits

---

[9] Cambridge Center for Behavioral Studies (Centro Cambridge para Estudios Conductuales): http://www.behavior.org/resource.php?id=749
[10] http://www.icdl.com/DIR

relacionados con la capacidad para compartir experiencias. Está basado en modelos cognitivos y de desarrollo que ponen énfasis en enseñar al menor a valorar y adaptar sus acciones a los otros, ya que participan en procesos interactivos, en lugar de instruir en habilidades específicas. Uno de los principales déficits en el autismo es la dificultad para ofrecer retroalimentación emocional a los cuidadores, quienes la necesitan a su vez para sintonizar sus acciones. El RDI enseña a los padres y madres actividades y ejercicios simples para establecer este sistema de feedback promocionando empatía emocional con el niño o niña. Los progenitores aprenden a emplear reforzadores sociales y técnicas de regulación conductual, que permiten regular las demandas de los padres y madres incrementando el sentimiento de auto-eficacia del menor, y el deseo de compartir las responsabilidades en las interacciones recíprocas. Por otro lado, desarrollan un sistema de comunicación declarativa, los progenitores también aprenden a ralentizar la comunicación para dar al menor tiempo para procesar la información y considerar su respuesta. Limitan y modifican los elementos comunicativos que añaden complejidad innecesaria, o que pueden distraer al niño del foco de la interacción. Otro de los aspectos a tener en cuenta en esta técnica es la construcción de ambientes óptimos de aprendizaje, lo que supone simplificar los espacios, ralentizar las actividades de la vida diaria y ofrecer oportunidades para poner en práctica las habilidades aprendidas en relación a compartir experiencias.

El programa tiene un enfoque sistemático dedicado a aumentar la motivación y enseñar habilidades nuevas, concentrándose en el nivel actual de desarrollo y funcionamiento del menor. Los niños o niñas comienzan a trabajar individualmente con uno de sus padres. Cuando están listos, comienzan a trabajar con un compañero que tiene un nivel similar en el desarrollo de las relaciones para que formen una pareja. Gradualmente se añaden niños/as al grupo y se aumentan el número de entornos en el que los niños y niñas practican, para ayudar al niño a forjar y mantener relaciones en diferentes contextos[11]

c) Enseñanza del Entorno (Enhanced-Milieu Teaching - EMT)

Es una aproximación naturalista de enseñanza que se dirige a la mejora de la comunicación y de las habilidades sociales. Pone énfasis en los contextos naturales y en las actividades de la vida diaria, tanto en casa como en la escuela y ofreciendo consecuencias y refuerzos naturales.

Entre los procesos primarios que emplea destacan el modelado (mostrar el desarrollo de una acción), la demora temporal (supone la presentación de un ítem deseado por el niño, seguida de un tiempo que se ofrece al menor para que reaccione al estimulo sin darle ninguna pauta o guía), oportunidades incidentales y modificaciones ambientales (supone la modificación del ambiente para crear oportunidades para que el niño o niña establezca la comunicación).

Algunos ejemplos de modificación ambiental incluyen colocar materiales a la vista del niño, pero fuera de su alcance, darle materiales que requieran de una pequeña ayuda por parte del adulto para poder emplearlos, darle pequeñas piezas o partes del ítem deseado para que vaya pidiendo más, crear situaciones absurdas como darle un tenedor para comer sopa de forma que tenga que solicitar el objeto correcto....

---

[11] www.RDIconnect.com

La enseñanza Enhanced-Milieu se dirige específicamente a la comunicación y el lenguaje, incluyendo el uso social, vocabulario y sintaxis. La comunicación social funcional es el objetivo principal de todos los menores. Los medios específicos de comunicación (lenguaje hablado, lenguaje de signos, comunicación aumentativa y alternativa) y formas (vocabulario, semántica, sintaxis...) son individualizados según las evaluaciones de los niños y niñas y las prioridades de la familia.

Los cambios en el lenguaje productivo del menor se miden según muestras de lenguaje (por ejemplo, media de longitud de palabras, número de palabras diferentes, número de expresiones espontáneas iniciadas) y las evaluaciones estandarizadas de vocabulario y habilidades lingüísticas. También se mide la generalización entre los iguales y el entorno.

• Intervenciones basadas en la familia

Su fundamento se basa en enfatizar la idea de que la inclusión de la familia en el tratamiento es fundamental para las necesidades del menor. Aportan formación a todos los miembros de la familia.

a) More than words® – The Hanen Program® (Manolson) (Sussman, 1999)

Es un programa diseñado para niños/as especialmente entre 2 y 6 años. Creado en Toronto por A. Manolson, a mediados de los años 70. Ayuda a las familias a establecer canales de comunicación y lenguaje y facilitan y propician estrategias en entornos naturales. En la actualidad se está aplicando como un método complementario a toda una terapia global de intervención. Su objetivo es enseñar a la familia oportunidades para fomentar la interacción y la comunicación de sus hijos e hijas, dotándoles de estrategias básicas para afrontar situaciones conflictivas, partiendo de las particularidades y características de cada niño. Parte de la formación a familias para el desarrollo de competencias para estimular adecuadamente el juego, la comunicación y la interacción social, desde un enfoque socio- pragmático a través de un formato de escuelas de padres y madres y análisis de videos.

Plantean como metas claves dentro de la actividad diaria, dejar que el niño o niña tome la iniciativa y la adaptación de las situaciones cotidianas favoreciendo las conversaciones espontáneas. Los objetivos son: imitación, atención, disfrute compartido, comprensión de gestos y palabras, lenguaje expresivo, juego con juguetes, juego con iguales...

Es fundamental la implicación que asumen los padres y madres porque son quienes pueden intervenir de manera más intensa durante las actividades cotidianas, en el contexto ideal para el aprendizaje de la comunicación.

Los instrumentos que aconsejan como propiciadores de la estimulación del lenguaje oral, serán el juego, que ha de estar estructurado y la lectura compartida de cuentos, como medio de entendimiento el mundo[12].

---

[12] www.hanen.org

b) Early Social Interaction (ESI)

Originalmente desarrollado como un proyecto piloto financiado por la Oficina de Programas de Educación
Especial del Departamento de Educación de Estados Unidos de Norteamerrica. (2002-2006), es un enfoque para
los niños pequeños (menores de 3 años) que están en riesgo o tienen un diagnóstico de TEA y sus familias.
Proporciona servicios en el hogar y basados en la comunidad a través de dos enfoques de intervención en
familias:

- Apoyo en el hogar implementado por padres y madres (dos sesiones de 75 minutos por semana).
- Grupo de juego implantado por padres (una sesión de 75 minutos por semana).

Varios estudios sugieren que la inclusión de un componente de padres y madres y coaching acelera el progreso
del desarrollo del TEA. En ellos, el entrenamiento para padres y madres parece beneficioso tanto para los padres
(reducción del estrés, de la sintomatología depresiva, mejora en el conocimiento del autismo), como para los
hijos e hijas (mejoras en la comunicación y el lenguaje), así como para las interacciones entre ambos. Pese a todo,
el nivel de evidencia es débil y no se determina la intensidad y duración óptima de este tipo de intervenciones,
ni la influencia de variables como las características socio-familiares en los resultados esperados[2].

- Intervenciones combinadas

Algunas intervenciones combinan elementos de métodos conductuales y evolutivos, por lo que generalmente
resultan más eficaces: el modelo SCERTS, el modelo TEACCH (comentado más adelante), el modelo Denver y
el modelo LEAP.

a) The SCERTS® Model (Prizant, Wetherby, Rubin y Laurent, 2003)

El modelo SCERTS ha sido fruto de más de 30 años de experiencia en el campo clínico y escolar de las personas
con TEA, de Barry Prizant (Universidad de Rhode Island) y Amy Wetherby (Universidad de Florida). Es un
modelo global multidisciplinario, que tiene como prioridad potenciar el desarrollo de las habilidades
socioemocionales y comunicativas de las personas con TEA y sus familias a través de la aplicación de soportes
transaccionales.

El acrónimo SCERT se refiere a las dimensiones en las que hace hincapié dicho modelo: SC comunicación social
(atención conjunta y uso de símbolos), ER regulación emocional (autorregulación y regulación mutua) y TS
apoyo transaccional (apoyos interpersonales y de aprendizaje). Defiende la idea de que el aprendizaje más
significativo durante la infancia ocurre en el contexto social de las actividades diarias y de las experiencias.

SCERTS® es un modelo educativo innovador para trabajar con menores con TEA y sus familias. Proporciona
directrices especificas para ayudar a un niño o niña a convertirse en un comunicador social competente y seguro,
al mismo tiempo que evita los problemas de comportamiento que interfieren con el aprendizaje y el desarrollo
de las relaciones.

El Modelo SCERTS incluye un proceso de evaluación bien coordinado que ayuda a un equipo a evaluar el
progreso del menor y determinar los apoyos necesarios que deben ser utilizados por los interlocutores sociales
del niño o niña (educadores, compañeros y familiares). El currículum SCERTS proporciona un método

sistemático que asegura que las habilidades específicas y apoyos apropiados, se consideren como objetivos educativos, se seleccionen y se apliquen de manera consistente a través del día a día de un niño o niña. Este proceso permite a las familias y a los equipos educativos trabajar con una amplia gama de practicas eficaces.

Una de las cualidades de SCERTS es que puede incorporar prácticas de otras aproximaciones como son ABA, TEACCH, Floortime, RDI, Hanen y Social Stories. Promueve la comunicación iniciada por el niño o niña en las habilidades de la vida diaria y, en general, busca enseñar y aplicar de manera funcional habilidades relevantes en una variedad de contextos[13].

TEACCH (Treatment an Education of Autistic and Communication Handicapped Children) (Schopler, 1966)

El modelo TEACCH (Tratamiento y educación de niños autistas y con problemas de comunicación) fue fundado en 1966 por el Dr. Schopler, en la Universidad de Carolina del Norte. Se centra en entender la cultura del autismo (Mesibov y Shea, 1998; Mesibov et al., 2004), la forma que tienen las personas con TEA de pensar, aprender y experimentar el mundo, de modo que estas diferencias cognitivas explicarían los síntomas y los problemas conductuales que presentan. Sus actividades incluyen, entre otras: diagnóstico, formación a padres y madres, desarrollo de habilidades sociales y de comunicación, entrenamiento del lenguaje, actividades educativas, habilidades de ocio, entrenamiento vocacional y apoyo al empleo. Se basa en identificar las habilidades individuales de cada sujeto, usando diversos instrumentos de valoración y, de forma característica, el perfil psicoeducativo –Psycho- Educational Profile-Revised (PEP-R).

El programa enfatiza el aprendizaje en múltiples ambientes, con la colaboración de diversos profesionales. Los agentes que la desarrollan pueden ser tanto los docentes desde el centro educativo, como los padres y madres desde casa. Es un modelo global que incluye servicios clínicos y programas de formación para profesionales. Lo característico de este modelo, que lo diferencia de los demás, es el énfasis en la enseñanza estructurada, y consiste en:

-   Estructurar el entorno y las actividades de manera que sean comprensibles para las personas (organización del espacio, de la secuencia de los eventos del día, organización individual de las tareas, sistemas de trabajo...).
-   Aprovechar los puntos fuertes de estas personas, como las habilidades visuales e intereses en detalles visuales para compensar las dificultades importantes en otras habilidades.
-   Motivarlos y mantenerlos en el aprendizaje usando sus propios intereses especiales individuales.
-   Apoyar el uso de la comunicación espontánea y funcional.

Su fin es lograr el máximo grado de autonomía a todos los niveles de funcionamiento. Se dirige a distintos problemas como la comunicación, la cognición, la percepción, la imitación y las habilidades motoras[14].

---

[13] www.scerts.com
[14] www.teacch.com

b) Modelo Denver (Early Start Denver Model-ESDM)

El Modelo Denver (The Denver Model) fue desarrollado por Sally Rogers en la década de los 80 en Colorado. Los principales objetivos del programa son, mantener a los niños y niñas durante el mayor tiempo posible involucrados en relaciones sociales, de modo que se ofrezca la posibilidad de la imitación y la comunicación simbólica y funcional, y una enseñanza intensiva para completar las carencias de aprendizaje dado el acceso restringido al mundo social como consecuencia del autismo.

Las estrategias que emplea principalmente para la consecución de dichos objetivos son:

- Enseñar imitación
- Desarrollar el conocimiento de los sistemas de interacción social y la reciprocidad
- Enseñar el poder de la comunicación
- Ensennñar un sistema simbólico de comunicación
- Hacer el sistema social tan comprensible como el mundo de los objetos.

Es un modelo que se caracteriza por ser constructivista (los menores tienen un papel activo en la construcción de su propio mundo mental y social a través de sus experiencias interpersonales afectivas, motrices y sensoriales) y transaccional (el niño o niña y las otras personas de su entorno se ven afectadas e influenciadas por el desarrollo de cada uno).

Se lleva a cabo una valoración previa para programar los objetivos, a corto plazo, organizados en cuatro niveles (de los 12 a los 48 meses), en función del desarrollo del niño, teniendo en cuenta el perfil de desarrollo de los niños con TEA: más avanzados en el desarrollo visual y motor, y menos avanzados en el desarrollo social y comunicativo. El programa abarca la intervención en las áreas de comunicación (expresiva, comprensiva), socialización, imitación, juego, cognición, motricidad fina y gruesa, conducta y autonomía. Se plantean de dos a tres objetivos de cada área y se supervisan cada 12 semanas.

Los agentes que lo ponen en marcha son educadores infantiles, psicólogos, logopedas, terapeutas ocupacionales. El equipo de tratamiento está encabezado por los progenitores y un profesional que se convierte en el coordinador del menor. La intensidad de la intervención es de terapia individual de 20 horas, en sesiones de dos horas, dos veces al día, 5 días a la semana.

¿Por qué el Modelo Denver ha surgido con tanta fuerza?

Ha sistematizado los modelos de intervención evolutivos y neuropsicoloógicos. Ha introducido elementos positivos de las intervenciones conductuales (ABA) Centra la intervención en áreas socio-comunicativas y habilidades pivotale[15].

---

[15] http://www.interactingwithautism.com/section/treating/esdmod

- Establece un modelo comprensivo para la intervención temprana que implica a la familia.
- Establece una medición sistemática de objetivos en base a indicadores.
- Plantea árboles para la toma de decisiones en aspectos claves de la intervención.

c) EAP (Learning Experiences: an Alternative Program for Preschoolers and Parents)

El *Programa LEAP* (The LEAP Program) fue desarrollado en 1981 por Philip Strain en Pensilvania. Se caracteriza por haber elaborado un programa educativo-inclusivo para menores con un desarrollo típico junto con sus compañeros con TEA. Además, cuenta con un programa educativo para los padres y madres para ayudarlos en la vida real en casa y en otros contextos de la comunidad mediante la supervisión por profesionales especializados en la implementación de dicho programa.

No se ofrece entrenamiento uno-a-uno, sino de manera grupal. Los profesores y un asistente ofrecen la intervención a 10 menores con desarrollo normal y entre 3-4 niños/as con autismo. Además, un logopeda, un terapeuta ocupacional y un fisioterapeuta trabajan con el niño/a. Se desarrollan planes curriculares individuales teniendo en cuenta las aportaciones de los padres y madres. Estos planes incluyen objetivos a corto plazo y se actualizan cada 3 o 4 meses.

La intensidad de las intervenciones es de 5 días a la semana, 3 horas al día en la clase. El plan de trabajo individualizado tiene objetivos en las siguientes áreas de desarrollo: la vida social, emocional, lenguaje, comportamiento adaptativo, cognitivo y físico. (Strain y Cordisco, 1994; Strain y Hoyson, 2000).

El programa va orientado a potenciar las áreas cognitivo-académicas, adaptativas y de autonomía, comunicativas, socioemocionales y de conducta. El currículum pretende ayudar a los niños y niñas con TEA a desarrollar habilidades de lenguaje y funcionales, juego independiente y habilidades de trabajo, habilidades de interacción social, y conducta adaptativa. Se emplea la intervención conductual positiva en aquellos menores que muestran conductas disruptivas. La instrucción en el colegio se basa en el currículum TRI-I (Innovative, Integrative, Individualized).

Utiliza prácticas como el método de análisis conductual, aprendizaje incidental, PECS, instrucciones mediadas por sus iguales, intervenciones implementadas por los padres y madres en el contexto natural y estrategias para la autonomía[2].

¿Como elegir una intervención?

Como ya se describió, existe una gran variabilidad de modelos de intervención, sin embargo, es importante evaluar si es posible llevarla a cabo, ya que son múltiples las necesidades y tiempo que se requiere para lograr los objetivos ya que en México no se tiene disponible en todos los lugares, es poco personal capacitado, hay pocos recursos materiales, son de costos elevados y con poca experiencia.

La validez científica para dichos modelos recomienda lo modelos ABA[16], aunque las investigaciones sobres estos modelos tiene poco control científico y se basa mas en información experimental. Los resultados son diversos en cada paciente.

Es importante tomar en cuenta estas sugerencias para elegir una intervención.

- Entrada precoz en el programa, sin esperar al diagnóstico definitivo.
- El programa de intervención debe ser individualizado, basarse en los intereses y motivaciones y traducir las necesidades en niveles de intensidad y tipos de apoyo requeridos.
- Intervención intensiva, el mayor número de horas que el niño pueda recibir por sus características. La intervención debe ser intensiva, o más bien extensiva, aprovechando todas las oportunidades naturales para aplicar el plan individualizado, o que se generen si no ocurren de manera natural, una dedicación de al menos 20-25 horas semanales.
- Baja tasa de niño-profesor, con numerosos momentos de terapia 1 a 1, para conseguir objetivos individualizados.
- Inclusión de la familia en el tratamiento, dándole un papel activo en todo el proceso. Es necesario incorporar a los padres, madres y otros miembros de la familia tanto en la propia intervención, como en el establecimiento de metas y prioridades, o para satisfacer sus necesidades de apoyo (orientación, información, ayudas económicas o fiscales, apoyo en el hogar, canguros, programas de ocio, estancias cortas e intervención en crisis...)
- Oportunidades de interacción con menores sin problemas de su misma edad. Las actividades con iguales son una parte crucial de la intervención en todas las edades y niveles de capacidad.
- Se debe planificar de forma sistemática la intervención, con una selección de objetivos basada en un registro detallado de la información y con un seguimiento especifico, y una medición frecuente de los progresos. Los objetivos de la intervención deben ser concretos, medibles y evaluables.
- Alto grado de estructuración, con elementos como una rutina predecible, programas de actividades visuales y límites físicos para evitar la distracción.
- Estrategias para la generalización y perpetuación de las actividades aprendidas.
- Se ha de diseñar a partir de una evaluación detallada de las fortalezas y limitaciones de la persona con la que se trabaja.
- Se ha de trabajar expresamente la generalización de los aprendizajes al entorno natural, mediante la propuesta y diseño de actividades en este contexto. La intervención puede llevarse a cabo en diversos contextos, como el hogar, la escuela, contextos inclusivos apropiados a lo largo de todo el día, actividades con validez ecológica en contextos naturales con muy diversas personas y registro adecuado de los progresos.
- Los aprendizajes propuestos deben ser funcionales. Los menores con TEA necesitan implicarse en actividades de aprendizaje significativas (para ellos/as y su entorno), apropiadas a la edad y que sean

---

[16] Smith, T., e Iadarola, S. (2015). Evidence Base Update for Autism Spectrum Disorder. Journal of Clinical Child y Adolescent Psychology, 44(6), 897–922.

funcionales en múltiples contextos. El enfoque de enseñanza natural es la mejor práctica. Siempre adaptando el entorno a las necesidades de predictibilidad y estabilidad

- Los intereses de la persona con autismo deben ser tenidos en cuenta para el diseño de las actividades.
- El abordaje de las dificultades conductuales debe seguir los principios y prácticas del apoyo conductual positivo y abordarse con un enfoque funcional, analizando los factores desencadenantes y el sentido de la conducta en su contexto, mediante estrategias de apoyo conductual positivo.
- Construir habilidades de comunicación espontánea y funcional es un aspecto prioritario para la efectividad de la educación-tratamiento, con independencia de la edad y del nivel de capacidad. Deben darse oportunidades para la comunicación a lo largo de todo el día.
- Uso de un programa basado en la evaluación que promueva: la comunicación funcional y espontánea; habilidades sociales (atención conjunta, imitación, interacción recíproca, iniciativa y autocuidado); habilidades funcionales adaptativas para alcanzar mayor responsabilidad e independencia (p. ej., manejo del dinero); reducción de las conductas disruptivas o mal adaptativas; habilidades cognitivas, como el juego simbólico y el tomar un punto de vista; habilidades de destreza y académicas, según su grado de desarrollo, y desarrollo de funciones ejecutivas (planificación, programación, anticipación, autocorrección, etc.).

Es importante considerar cuáles pueden ser las señales de alarma que nos permitan detectar qué intervención es una práctica sin evidencias que debemos rechazar (Adaptado de ASAT. Association for Science in Autism Treatment)[17.] Sería aquella, que:

- Contradice el conocimiento objetivo, (y a veces, el sentido común). Ignora o minimiza los hallazgos científicos que la contradicen. Proclama un gran éxito, rápido de alcanzar.
- Es fácil de administrar.
- No requiere especialización.
- No es transparente, no se discute con otros, ni se evalúa.
- No aporta datos objetivos. Se basa en relatos testimoniales y anécdotas.
- Existe un beneficio económico o de otro tipo para los promotores de la intervención[2].

---

[17] www.asatonline.org

INTERVECIÓN EN EL LENGUAJE.

"Existe un lenguaje que va más allá de las palabras."
Paulo Coelho

Lic. TLA. y A. María Leonor Ruiz López.

Nuestro objetivo en la evaluación del lenguaje es establecer un perfil comunicativo del niño o la niña con TEA, que debe recoger los principales alcances de la comunicación[1]. Se deben orientar a mejorar la adaptación y funcionalidad del niño en su entorno, por lo que es importante evaluar en esa dirección[2].

En los pacientes con TEA, tenemos que evaluar prioritariamente las habilidades socio-comunicativas y cognitivas que se consideran centrales dentro de un programa de intervención, también algunas habilidades adaptativas funcionales, fundamentalmente en relación con las habilidades de autocuidado y autorregulación personal, a las habilidades académicas, o de preparación para el entorno escolar y habilidades de juego.

El planteamiento evolutivo puede ser útil, tanto para establecer objetivos de trabajo, para evaluar las distintas habilidades del niño en cada una de las áreas curriculares (social-comunicación-cognición-sensoriomotor) y establecer así una línea base o inicio de competencias, que nos ayude en la selección de objetivos para la intervención.

Dentro del proceso de evaluación-intervención, se debe tratar de registrar y analizar datos del perfil de desarrollo del niño y grado funcional del TEA, para con ello establecer el plan a llevar acabo.

Ventajas de la intervención en etapa temprana.

La intervención temprana en el TEA presenta aspectos diferenciadores con respecto a la intervención en otros trastornos en edades tempranas.

El objetivo de la intervención debe ser favorecer, todo lo posible, la adaptación del niño con TEA a su entorno vital y a la comunidad, desde el respeto a su autonomía, individualidad y dignidad. Asimismo, se ha de procurar a la familia la atención que requiera para que mejore sus conocimientos y estrategias para ayudar al niño y para que no se desestabilice el sistema familiar[3].

Los programas de atención temprana pueden modificar positivamente el curso del desarrollo de los niños con TEA y mejorar sus posibilidades individuales de comprensión de la realidad social en la que viven, de comunicación y de aprendizaje.

---

[1] Álvarez Pérez, Franco García R., García González V., García Montes F., Giraldo EscobarA., Montealegre Siola L., Mota Cepero S., Muñoz Reyes B., Pérez Vílchez M., Saldaña Sage B., David(2016).. Manual didáctico para la intervención en atención temprana en trastorno del espectro del autismo. Andalucía, Sevilla, España: Federación Autismo Andalucía
[2] María Gortázar. (2015). Orientaciones para la Evaluación. 26-05-2020, de Autismo Sevilla Sitio web: https://aittea.autismosevilla.org/proceso-de-evaluacion-e-intervencion/orientaciones-para-la-evaluacion/.
[3] M.G. Millá a, F. Mulas b,c. (2009). Atención temprana y programas de intervención específica en el trastorno del espectro autista. REVISTA DE NEUROLOGÍA, 48, s47-s52.

La intervención y apoyo con personas con TEA debe ser especializada, por lo que es imprescindible que los profesionales mantengan un conocimiento amplio sobre las metodologías y herramientas específicas, para que toda intervención se apoye en el conocimiento profunda de las características psicológicas de las personas con TEA[4].

La intervención debe comenzar lo antes posible y ha de estar basada en una cuidadosa evaluación individual de las capacidades y de las dificultades del niño. Implantar un programa de intervención lo más tempranamente posible es muy aconsejable, incluso antes de esclarecer de manera definitiva un diagnóstico con garantías, tratando inicialmente los síntomas del TEA.

También han de tener presente que el niño o la niña con TEA puede experimentar una evolución mediada al tiempo, por lo que, se deben atender los cambios que se vayan produciendo en él como consecuencia de su maduración y de las variaciones en las capacidades y necesidades individuales.

Los beneficios que podemos obtener son los siguientes:

- Inicios espontáneos para charla.
- Habilidades para conversar, respetando turnos.
- Tono de voz.
- Logra explicar sobre lo que está hablando.
- Logra ampliar el vocabulario sobre todo en sus temas de interés.
- Habla en otros contextos u otras personas excepto el familiar.

Recomendaciones.

- Hay que dar prioridad a la espontaneidad, la búsqueda de información y la generalización al mayor número de contextos sobre el entrenamiento a responder a nuestras iniciativas o preguntas.
- Partir de los intereses del propio niño o niña, teniendo siempre en cuenta su bienestar emocional.
- Reforzar sus intentos comunicativos, aunque sean muy leves (porque eso les refuerza su motivación a comunicarse).
- Trabajar propiciando ambientes naturales, reales y funcionales.
- Establecer rutinas y situaciones estructuradas (para luego alterarlas).
- Seleccionar objetivos funcionales, necesarios para la persona.
- Enseñar conductas comunicativas autoiniciadas, que no requieran apoyos o claves previas de los otros.
- Realizar la enseñanza en contextos naturales, rutinas de la vida diaria, actividades planificadas significativas o situaciones incidentales
- Emplear como agentes de la intervención a personas familiares.
- Aprovechar los puntos fuertes del niño o niña.

Tips para el trabajo.

---

[4] Asociación Autismo Sevilla. (2000). Documento para la intervención y apoyo a las personas con TEA en Autismo Sevilla. Sevilla, España: Declarada de Utilidad Pública

- Dinámica de la atención conjunta.

Es la capacidad para compartir el foco de atención sobre un objeto, evento y/o actividad con otra persona. Y tiene dos variantes:

- La variante de respuesta es la habilidad para atender a aquello sobre lo que el otro nos llama la atención.
- La variante de iniciativa es la habilidad para atraer la atención del otro sobre algo, modificando así su foco de atención hacia nuestro interés.

En principio, será más fácil conseguir momentos de atención conjunta atendiendo nosotros a lo que le interesa al niño o niña.

Debemos meternos con delicadeza (para evitar rechazos) en su actividad y a partir de ahí ir introduciendo pequeñas variaciones intentado captar su atención.

Es más fácil captar su atención si jugamos con el niño o la niña a mover una pulsera porque le fascine el movimiento, partiendo de ahí poco a poco ir ofreciéndole otras variaciones, que proponiéndole nosotros directamente situaciones poco interesantes para él o ella.

- Controlar contingencias.

Procurar rodear al niño o niña de un entorno estable y sereno, de alguna manera rutinario, de tal forma que le sea fácil predecir lo que va a ocurrir.

Sacar un material de juego a la vez y guardarlo antes de empezar con el siguiente.

Mantener un estilo interactivo muy pausado, lento y que destaque bien cada uno de los elementos significativos de nuestras acciones[1].

Evitar todo aquello que nos puede interrumpir la sesión.

- Colocarnos frente al niño o niña

La postura más adecuada es sentarse o colocarse en frente del niño o niña.

Esto incrementará la atención y favorecerá la imitación del habla principalmente[1].

¿Cómo debo elegir un sistema de comunicación?

A la hora de tomar decisiones sobre el sistema de comunicación que se tiene que utilizar es necesario que educadores y padres compartan sus opiniones, y que las decisiones no se basen sencillamente en el medio que prefiere una parte sin tener en cuenta el entorno comunicativo.

La propia esencia de la comunicación es que se trata de un sistema compartido y, aunque puede haber algunas variaciones individuales dentro de un grupo en la clase o un grupo familiar, debe existir un sistema que, como mínimo, utilicen y comprendan todos los miembros adultos del grupo de personas que se comuniquen habitualmente con él o ella.

De forma general, podemos proponer tener en cuenta las siguientes variables para ayudar a tomar esa decisión:

- Inteligibilidad: ¿serán los demás capaces de utilizar y comprender el sistema sin necesidad de aprenderlo?
- Portabilidad y facilidad de uso: ¿podrá utilizarse el sistema en diversos contextos incluyendo situaciones al aire libre o una piscina, por ejemplo, sin necesidad de equipamientos elaborados o engorrosos?
- Compatibilidad con el nivel de capacidad lingüística, cognitiva, sensorial y física del usuario: ¿tiene la persona la capacidad suficiente para adquirir el sistema propuesto?
- Facilidad de uso dentro de los entornos presentes o que se prevén para el futuro: permite el sistema que la persona se comunique con quienes influyen actualmente en su calidad de vida y con quienes la ejercerán en un futuro.
- Normalización: ¿fomenta el sistema la inclusión en la sociedad o por el contrario fomenta el aislamiento y la separación de los demás?

Tipos de intervención.

- Gestos naturales.

La enseñanza de gestos naturales, cuya finalidad es dotar al menor de un repertorio lo más variado posible de gestos comunicativos que, aunque funcionalmente sean muy similares, le proporcionen recursos alternativos en función de las demandas de cada situación.

Nos vamos a centrar en incrementar la consistencia en el uso de los gestos que ya tiene en su repertorio (frecuencia y nivel de generalización en distintos contextos) para posteriormente comenzar la enseñanza de nuevos gestos relativos a funciones comunicativas que el niño o la niña ya emplea. Esto habitualmente implica comenzar por la enseñanza de gestos con función de petición para posteriormente introducir gestos con función de rechazo.

Por ejemplo, como gestos para la petición, podemos incitar:

- Llevar las manos del adulto para que este ejecute una acción (abrir un armario, coger un objeto de una estantería, etc.).
- Entregar un objeto al adulto para que este ejecute una acción que el menor no puede hacer (abrir un bote cerrado; activar un juguete, etc.).
- Tocar el objeto con la mano o con el índice como forma de petición (p.ej. para escoger la merienda).
- Mostrar la palma para pedir (gesto de dame).
- Modelar la palma como movimiento de anticipación de la entrega de un objeto para, manteniendo la palma en el aire derivar de ahí el gesto.
- Indicación con mano o índice (gesto de señalar).
- Podemos derivar el gesto de indicar a distancia a partir del gesto de tocar con el índice para pedir y posteriormente retirar el contacto.

En esta intervención debemos tomar en cuenta:

- Establecer muy clara la conducta comunicativa a enseñar y el efecto en el medio.
- Emplear el modelado físico disminuyendo poco a poco el nivel de ayuda física.
- Utilizar el movimiento de alcanzar para el modelado del gesto.

- Aceptar desde el principio aproximaciones a la conducta objetivo.
- Descomponer la conducta objetivo en distintos componentes.

- Comunicación Total.

Supone el uso de dos códigos utilizados simultáneamente: el código oral o habla y el código signado o signos, por parte de las personas del entorno de quien tiene TEA.

Se usan igualmente todos los SAAC que resulten útiles para la persona[1].

Se establece de forma paralela una comunicación simultánea: el empleo de los códigos oral y signado por parte del adulto de los códigos (signos más habla) efectuada por el emisor[1].

Como característica de esta comunicación, hay que destacar que, se les da más importancia a los aspectos expresivos que a los comprensivos, de ahí la gran importancia que se da a la imitación y a la técnica del modelado. Supone la utilización de diferentes modalidades dentro de un contexto de Comunicación Total procurando una comunicación funcional, social, significativa y espontánea (Vocalizaciones / Gestos naturales / SAAC / Lenguaje)[1].

- Comunicación Alternativa y Aumentativa CAA

Este tipo de intervención también es conocida como Augmentative and Alternative Communications (AAC), incluye todas las formas de comunicación (distintas a la comunicación oral) que se emplean para expresar pensamientos, necesidades, deseos e ideas[1].

A pesar de recibir intervención, muchas personas con TEA no conseguirán comunicarse de forma verbal. Todos utilizamos CAA cuando hacemos una expresión facial o un gesto, o cuando empleamos símbolos o dibujos, o escribimos.

El CAA no ha de ser un sustituto del habla, sobre todo en aquellas personas que ya la han adquirido, ha de emplearse para mejorar la comunicación.

Los sistemas aumentativos de comunicación complementan el lenguaje oral cuando, por sí sólo, no es suficiente para entablar una comunicación efectiva con el entorno[2].

Los sistemas alternativos de comunicación sustituyen al lenguaje oral cuando éste no es comprensible o está ausente[2].

En cuanto a los tipos de CAA se puede diferenciar dos tipos:

- Los CAA sin ayuda, estos sistemas no cuentan con soportes de apoyo externos, por ejemplo, gestos, lenguaje corporal, lengua de signos, etc[1].
- Los sistemas CAA con ayuda son ayudas materiales o aparatos electrónicos que pueden o no ofrecer salida de voz[1].

Los aparatos que producen salida de voz pueden ofrecer cartas, palabras y frases o una variedad de símbolos que permiten al usuario construir mensajes, estos mensajes pueden ser hablados electrónicamente y/o impresos en un dispositivo visual o papel[1].

Su utilidad no se ha limitado a su empleo como sistema alternativo, sino que se emplea sistemáticamente de forma aumentativa:

- Para complementar la comunicación vocal en aquellos casos con TEA que presentan dificultades severas con la formulación o inteligibilidad del habla.
- En la intervención en casos con trastornos semánticos.
- En la intervención temprana para inducir el desarrollo del lenguaje oral o de otros códigos y como sistema de apoyo a la comunicación en todo tipo de casos:
    - Procesos receptivos como expresivos.
    - Sistemas de apoyo para entablar conversaciones.
    - Sistemas de apoyo para la narración de eventos pasados/futuros
    - Enseñanza de nociones temporales, etc.

- El Sistema de Comunicación por el Intercambio de Imágenes PECS.

El sistema PECS, fue desarrollado en el año 1985 como un sistema de comunicación alternativa y aumentativa y que enseña a niños y adultos con TEA y otros trastornos de la comunicación a iniciarse en la comunicación.

Fue creado por educadores y pensado para utilizarlo en servicios públicos y entornos familiares, y actualmente se utiliza en diversos entornos[7].

El sistema está preparado para ser utilizado en una variedad de contextos situacionales. PECS enseña comunicación espontánea mediante conductas comunicativas utilizando una gran variedad de técnicas conductuales de enseñanza como encadenamiento hacia atrás, modelamiento, instigación anticipada, instigación demorada y desvanecimiento de instigadores físicos[8].

Es un programa que se emplea para enseñar a los niños a interactuar con los otros mediante el intercambio de dibujos, símbolos, fotografías u objetos reales de los ítems deseados[1].

Las metas del PECS incluyen:

- La identificación de objetos que pueden servir como estímulos para cada acción del niño o niña.
- Aprender a iniciar la comunicación mediante un sistema de múltiples dibujos.

El programa ayuda al menor a iniciar la comunicación y a generalizar estas habilidades a una variedad de objetos y personas[1].

El PECS es un ejemplo de un programa conductual para enseñar comunicación funcional mediante una modalidad visual[1].

Es opuesto al enfoque oral tradicional. El énfasis se centra en el intercambio de comunicación entre personas, más que en la extensión del repertorio comunicativo. Para su puesta en marcha requiere de dos entrenadores[1].

El PECS consta de seis fases:

- Fase I - "Como comunicarse".
- Fase II - "Distancia y persistencia".
- Fase III - "Discriminación de imágenes".
- Fase IV - "Estructura de la oración".

- Fase V - "Responder a preguntas".

- Fase VI - "Comentar"

En las fases más avanzadas de PECS, se aprende a comentar y a responder preguntas directas. Muchos alumnos de preescolar utilizan PECS también para empezar a desarrollar el habla[6].

El sistema PECS no necesita de la habilidad de imitación, contacto visual, orientación facial o habilidades motoras complejas como prerequisito[1].

Se basa en los siguientes principios:

- Las personas aprenden a comunicarse para obtener objetos o eventos altamente motivantes (p.ej. comida o juguete).
    - Pueden subsecuentemente convertirse en menos preferidos, por lo tanto, es crucial el determinar continuamente los objetos preferidos.
    - Muchos de los individuos no estarán interesados en objetos convencionales o típicos y pueden no tener una gran variedad de intereses.
- Primero el acercamiento se hace sin estímulo verbal.
    - Quien esté aplicando los PECS deben permanecer en silencio y evitar proveer estímulos o incitaciones verbales mientras realizan el intercambio.
    - Esta estrategia incrementa la posibilidad de que el individuo inicie una interacción en vez de responder solo después de un estímulo verbal.
- El acercamiento usa apoyos físicos de mayor a menor importancia para apoyar al menor de tal manera que se asegure una comunicación exitosa.
    - Tan rápidamente como sea posible, los apoyos físicos se eliminan.
    - Si es necesario, cualquier nuevo aspecto o fase del programa deberá de ser apoyado con apoyo físico.

- Intervención en el Área Fonético-Fonológico.

La Fonética estudia el inventario de los sonidos de una lengua con arreglo a las diferencias articulatorias perceptibles. Por ejemplo, distingue entre la b de rombo y la b de robo.

La Fonología, en cambio, estudia los elementos fónicos, o unidades, de una lengua desde el punto de vista de su función[1].

Hay una variedad de razones que explican los motivos por los cuales un niño o niña no hable correctamente: dificultad de tipo motor para ejecutar un determinado sonido (fonética), dificultad fonológica, es posible que sepa hacer a nivel motor el sonido, pero no discrimina bien dicho sonido y dificultades de secuenciación motora, cuando un menor comete errores al producir una secuencia motora, en una palabra, lo más habitual es que esas dificultades se produzcan en otras palabras con esa estructura. Los objetivos que se pueden plantear en relación con este punto son[1]:

- Expandir el vocabulario partiendo del repertorio presente.
  - Reducir la variabilidad.
  - Desarrollar estrategias para simplificar las estructuras de sílaba y palabra.
  - Trabajar dificultades de discriminación.

- Intervención en el Área Morfosintáctica.

La morfosintaxis es una parte de la lingüística que estudia, concretamente, el conjunto de las reglas y los elementos que hacen de la oración un elemento con sentido y carente de ambigüedad[1].

Estudio conjunto de la forma (morfología) y función (sintaxis) de los elementos lingüísticos dentro de la oración: la morfosintaxis permite estudiar las categorías gramaticales en su contexto sintáctico[1].

Entre los déficits reseñables, cabe citar la alteración pronominal, concordancia de género y número, concordancia de tiempos verbales y en la utilización de elementos deícticos (este, ese, aquel, aquí, ahí, allí...), es decir, en elementos cuyo significado viene delimitado por el contexto[1].

A modo orientativo, para intervenir en esta área podemos realizar las siguientes actividades:
- Elaborar frases a partir de una o dos palabras dadas.
- Contar el contenido de una lámina con dibujos.
- Corregir errores u omisiones.
- Ordenar palabras.
- Unir partes de enunciados.
- Crear historias imaginarias y cuentos

- Intervención en el Área Semántica.

La Semántica es la parte que se ocupa del significado de las palabras, los enunciados y los textos. Las personas con trastorno del espectro del autismo presentan dificultades para asignar significados figurados, entender ambigüedades o aprender varias acepciones asignados a un mismo término[1].

En general, su lenguaje transmite sensación de estar poco conectado, de ser un lenguaje desarraigado y de escasa densidad semántica [9] El primer paso en la intervención de esta área consiste en la introducción o aumento de vocabulario, donde las primeras palabras hagan referencia a alimentos u objetos, antes que, a actividades o personas, al ser estos últimos más complejos poco motivantes y funcionales para los niños y las niñas con TEA.

Al respecto, uno de los mayores errores que cometemos cuando nos iniciamos en trabajar vocabulario tanto en niños y niñas preverbales como verbales (utilizando tantos sistemas alternativos como lenguaje oral), consiste en utilizar términos generales y abstractos[1].

Después de la introducción de verbos, hay que ir enriqueciendo las relaciones semánticas y mejorar su organización, para ello proponemos realizar las siguientes actividades[1]:
- Descripciones de objetos, personas y lugares (en el orden enumerado).
  - Expresar funcionalidad de los objetos, contexto donde se encuentran descritos, y quién los utiliza.
  - Realizar categorías semánticas.
  - Identificar las categorías a las que pertenecen los distintos objetos enumerados.

- Identificar elementos que no pertenecen a la misma categoría semántica.
- Tareas para discriminar semejanzas y diferencias de los objetos.
- Ajustarse al nivel de desarrollo lingüístico del niño o niña al proporcionar modelos alternativos a la ecolalia.
- Responder a la intención comunicativa del niño o niña.
- Adaptar el input lingüístico al nivel de comprensión lingüística del niño o niña.
- No se aproveche de las habilidades especiales de memoria episódica para entrenar respuestas excesivamente complejas (ecos camuflados).
- Posponer la enseñanza de pronombres personales y en general términos deícticos hasta fases más avanzadas del programa.
- Generalizar los objetivos alcanzados a una variedad de referentes, contextos y personas distintas y fomentar la espontaneidad y el uso creativo de estructuras sintácticas.
- Enmarcar el tratamiento de la ecolalia dentro de su programa general de tratamiento del lenguaje y comunicación.

- Intervención Pragmática.

La Pragmática trata del uso social del lenguaje, tanto la recepción (comprender no solo las palabras sino la intención del otro) como la expresión (ser capaz de ser eficaz, pertinente y de ajustar el lenguaje al contexto y al interlocutor). Gleason en 1985 la describió como "el uso que se hace del lenguaje para expresar las propias intenciones y para conseguir hacer cosas en el entorno"[10].

Sin duda la Pragmática es el aspecto del lenguaje más alterado en las personas con trastorno del espectro del autismo, y quizás donde de manera más clara se vea reflejada la influencia de las dificultades en flexibilidad mental y repertorio de intereses restringidos (tendencia a monopolizar tema de conversación, etc.), aspecto nuclear del trastorno junto a las dificultades en el área de interacción y comunicación.

Las alteraciones pragmáticas más frecuentes en las personas con TEA son:
- Turno de palabra: Lo común es encontrarte con niños y niñas que monopolizan las conversaciones, sobre todo si se centran en su punto de interés.
- Comentarios irrelevantes: con relativa frecuencia aparecen expresiones irrelevantes, sin relación alguna con el tema de conversación.
- Interpretación literal del lenguaje: distingue entre actos de habla directos (lo que se dice significa exacta y literalmente lo que se quiere decir) y actos de habla indirectos (se comunica más de lo que se dice literalmente, requiriendo del conocimiento compartido para su comprensión).

    Tanto las metáforas, ironías, mentiras, palabras polisémicas deben ser explicadas al niño o niña de forma explícita y visual (la imagen visual se percibe en su globalidad, se parte del conjunto para investigar las partes). "Las personas que nos relacionamos con niños/as con estas dificultades debemos considerar[1]:
    - Pensar cómo nuestros comentarios u órdenes pueden ser malinterpretados.
    - Explicar explícitamente las metáforas y lenguaje figurado.
    - Evitar comentarios o utilizar palabras del tipo puede ser, quizás, al ser demasiado abstractos y poco precisos.

- Vocalización del pensamiento: Una característica de estos niños/as es que con frecuencia vocalizan sus pensamientos en diferentes situaciones (cuando juegan con otros, juegan solos, están en clase).
- Prosodia: hay que enseñar a los niños/as a regular el volumen, ritmo, naturalidad, para resaltar o enfatizar el contenido de lo que decimos.

En este capitulo se plantean las diferentes intervenciones que como ya se expuso, se deben individualizar y establecer acorde al grado de comunicación del paciente (grado funcional de TEA), características individuales, ambiente donde se desenvuelve, compromiso de familiares, experiencia del terapeuta y en caso necesario, adecuada medicación con control de comorbilidades. Esto último debido que, si cuenta con una comorbilidad de tipo Trastorno por Déficit de Atención Hiperactividad, Trastorno de Ansiedad sin mediación ni apoyo psicológico, dificultara la intervención.

"Un entorno claro hace que el significado sea más fácilmente accesible"

J.G.T van Dalen

Lic. Psic. Educ. Nancy Paloma Murillo.

El proceso educativo en el ser humano se toma de manera formal a través de la escuela, en el caso del alumnado con Trastorno Espectro Autista, no es la excepción que acudan a contextos lo más normalizados posible para favorecer el éxito académico. Para ello se describen a continuación técnicas y estrategias pedagógicas para el beneficio del desarrollo de las competencias integradoras y funcionales para que el docente de diferentes niveles educativos pueda incluir en su práctica diaria dentro del aula y sea capaz de guiar hacia un aprendizaje efectivo en el TEA.

La evaluación psicopedagógica debe definir las limitaciones, delimitando puntos fuertes y dificultades, cómo se desenvuelve en el contexto, enfatiza en la necesidad de valorar las condiciones del entorno escolar y familiar, de esta forma permite identificar las barreras para el aprendizaje y la participación, para de esta forma determinar los apoyos (recursos y estrategias), necesarios para mejorar el funcionamiento adaptativo individual y la integración en la sociedad.

Educación Preescolar.

El infante en edades de 3 y 5 años, integrado a la educación inicial, cuenta con campos semánticos con los que transmite sus necesidades o demanda y/o atenciones, en el caso del TEA, el docente notará la presencia de alteraciones en la autorregulación de la conducta, las cuales son atribuibles a las dificultades en la comunicación[1], mismas que se tendrán que reforzar dentro del aula con algunas pautas y ejercicios que acerquen la relación alumno-maestro.

Para el desarrollo de campo formativo del lenguaje y comunicación se propone lograr la atención del alumno para interactuar con él docente a través de:

- Utilizar palabras generales y frases cortas para explicar lo que se espera haga durante una actividad o protocolo escolar, acompañado de un reforzador visual o imitación de la acción.
- Gesticular las indicaciones, no decirlas entre dientes o sin haber hecho contacto visual o atraído su atención auditiva.
- Utilizar un Reforzador social, un guiño, sonrisa o señal de aprobación con la mano para darle a entender que comprendió y ejecuto la actividad.
- Imitar sonidos con reforzadores visuales de objetos, animales o emociones.
- Jugar con el material del salón de forma funcional seleccionando por ejemplo el ensartado de agujetas en un zapato de material didáctico, entre otros.

---

[1] Federación Autismo Castilla y León. (2016). *Guía para profesores y educadores de alumnos con autismo.* Castilla y León.

Para el desarrollo del campo formativo Pensamiento Matemático el enfoque de los aprendizajes puede abarcar la clasificación, ubicación espacial, (adelante, atrás, sobre, debajo de), resolución de problemas de lógica (por ejemplo, que es más grande un ratón o un elefante) numeración y contar seriado.

Es permitido en el TEA enseñar la respuesta correcta, no dar lugar a ensayo error; así como dejar claro principio y fin de una actividad: el rompecabezas se hace una sola vez, el dibujo se colorea una solo vez y ya está terminada¡Error! Marcador no definido.

Planear una secuencia de actividades cortas y solo si la capacidad del alumno con TEA incrementa de atención aumentar la duración por un par de minutos semanalmente.

Para el desarrollo del campo formativo de exploración y conocimiento del mundo en preescolar, el enfoque de los aprendizajes clave, va dirigido a que el alumno desarrolle interacciones directas al exterior con objetos, manipular y experimentar con distintos materiales, buenas practicas del cuidado de la salud y la alimentación[2].

Dentro de las actividades de este campo formativo escolar pueden suscitarse experiencias y prácticas en donde el TEA presente sensaciones que pueden sobrecargar sus sentidos como lo es el ruido, el olfato, texturas, sabores o ambientes que visualmente lo estresen por ser hipo y/ o hipersensibles ; para ello se recomienda al maestro que lo acerque progresivamente a dicha actividad, y sí su alumno se opusiera a participar, brindar una actividad alternativa con el mismo fin o tema , pero disminuyendo el factor sensitivo , puede ser remplazado una actividad del plato del buen comer en donde solicitan platillos para compartir , por clasificar con material plástico las categorías de frutas y verduras, por mencionar un ajuste curricular que puedan incluir en su planeación.

Educación Primaria.

En esta etapa de aprendizaje, es común que se asigne un lugar específico a cada alumno en el aula y cada cierto periodo de tiempo se realicen cambios de reubicación de acuerdo con las necesidades de la dinámica de la clase; para el TEA es recomendable asignarle un lugar cercano al maestro y de visibilidad accesible el pizarrón, evitar rodearlo de estímulos visuales que lo distraigan o áreas con material de aseo, material del rincón de lectura o de artríticas.

Es recomendable que comparta espacios de estudio o distribución de mesa bancos vecinos con compañeros de temperamento tranquilo, sociable y que le puedan asesorar en actividades para que imite y posteriormente comprenda la elaboración de trabajos.

Evitar aislar al alumno con TEA del resto de sus compañeros o fuera del salón de clases a un espacio diferente, pues se debe fomentar el trabajo cooperativo e inclusivo desde lo social.

Es importante realizar una sensibilización en el grupo de iguales hacia la comprensión y aceptación de los alumnos con dificultades escolares, con el afán de evitar situación de exclusión y acoso en el ambiente educativo, recesos o momentos de dispersión, es recomendable que sea un profesional especializado quien lleve a cabo las acciones de sensibilización.

---

[2] SEP (2017). *Aprendizajes Clave educación preescolar.* México

Para que el alumno sea capaz de concentrarse y sostener la atención, es notable que muestran mejor desempeño cuando existe orden en sus objetos personales de uso escolar, a esto se hace referencia a que los padres ayuden brindando una lapicera donde existan secciones o divisiones y se asigne un lugar específico a cada útil, el lápiz, los colores, el sacapuntas, entre otros. Además de supervisar que regrese de la escuela con ellos en el mismo lugar y no le falte alguno o dejar un repuesto de lápiz o goma de borrar.

Para la mochila es recomendable en los grados de primaria baja de primer a tercero, escribir o colocar etiquetas para tela, lo que contiene cada cierre de la mochila separando libros, área de lapiceras y de portavaso o lunch[3].Esto hará una rutina, cumplimiento y orden que facilitará su desempeño escolar.

De acuerdo a las estrategia de aprendizaje este nivel implica grandes retos escolares ,ya que es en este nivel, donde mayor importancia tendrá la adquisición de aptitudes de lecto escritura y operaciones matemáticas básicas, para estos logros es muy importante hacer mención algunas herramientas pedagógicas en las que pueden apoyarse:

Uso de rutinas de estudio, donde especifiquen en un cronograma de actividades del día con imágenes y se encuentre visualmente al alcance del alumno.

Hacer uso de TIC´s (Tecnologías de la información y las comunicaciones) en el aula, este recurso dará pauta en el TEA para que muestren mayor interés, atención y motivación en el aprendizaje[4].

Para poder enseñar la resolución de problemas matemáticos el docente, evaluará que la conceptualización de número y la correspondencia de esta con la cantidad este bien adquiridas en al bagaje de alumno con TEA, posteriormente para la enseñanza de una operación es importante enseñar el proceso siguiendo pasos para resolver la operación si el alumno es capaz de comprender ese método no será necesario resolver la operación cambiando el orden del procedimiento. Es decir, si reconoce como resolver una suma con cifras de forma vertical, no hay porque agregar el método o las sumas en el pizarrón de forma horizontal. ¡Error! Marcador no definido.

En el TEA existe dificultad en comprensión de problemas matemáticos debido a que no se especifica la operación que se debe usar para resolverlo, es por ello por lo que se pueden enlistar una lista de verbos a cada signo matemático, realizarle una tabla donde el verbo le indique que operación escribir, por ejemplo, ahorrar – sumar, vender-restar, comprar –restar, compartir – dividir, etc.

En la habilidad lectora existen diversos aspectos a revisar cuando se habla de rasgos lectores en el TEA, existen factores que benefician la comprensión y habilidad que ellos desarrollan.

Muestran preferencia por materiales de lectura de corte científico, que se relaciona con información exacta, concreta, formal y literal. En los libros escolares de comprensión de textos, a menudo existen compendios de cuentos e historias fantásticas con personajes intencionales, sociales, y emocionales que en el TEA no comprenden bien.

---

[3] Martos, J.,Ayuda, R.,Freire,S.,Gonzalez,A., Llorente,M.(2017). *Trastorno del espectro autista de alto funcionamiento: Otra forma de aprender.* CEPE EDITORIAL
[4] Laura, Morales. *(2018). La inclusión de niños y niñas con trastorno del espectro autista en las aulas ordinarias de educacion primaria. Investigacion grado de maestro en educación primaria*, Universidad de la Laguna.

Para avaluaciones de velocidad lectora y comprensión de textos, es una opción brindar lecturas de contenido exacto como revistas científicas para niños y no necesariamente textos literarios, por la complejidad de interpretación que pueden llegar a tener.

Por mencionar otra dinámica de clase cotidiana, la lectura grupal o lectura compartida, se tiende a seleccionar a un alumno para que lea en voz alta, sin anticipar tomar turnos y fraccionar los párrafos que corresponden en la participación a los alumnos, por ello en el TEA una estrategia efectiva es otorgar el primer turno de lectura en voz alta e indicarle personalmente al alumno donde inicia y termina su participación directamente con marcas en su libro.

La escritura es una habilidad indispensable para observar, evaluar y reafirmar conocimientos es la escritura de actividades , con ellas el docente puede realizar una de las tres avaluaciones consideras para medir el avance de los aprendizajes[5], la evaluación formativa basada en registro de actividades, ponderar con una calificación diaria por materia el desempeño alcanzado de un aprendizaje esperado, es el medio por él que en ocasiones en el TEA el aspecto de la expresión escrita sea letra irregular, falta de líneas rectas, dimensionar apuntes y grafías ininteligibles tengan un peso en cuantificar su desempeño con bajas notas, por ello se pueden aplicar las siguientes estrategias:

Que el docente integre en las primeras clases del día las actividades escritas y no al final de la jornada escolar.

Evitar corregir en exceso la falta de coordinación y legibilidad de la escritura, no antes de revisar el contenido u objetivo del resumen, paráfrasis u opinión para dar el peso correspondiente a ambos aspectos de una actividad. Pues se puede repercutir negativamente en el refuerzo positivo del rol del alumno con TEA.

Permitir tiempo extra para copiar del pizarrón o responder exámenes escritos, o en su defecto cuando se trata de evaluaciones optar por un examen oral.

El docente toma un papel principal en la inclusión del TEA en clase desde que planea e instrumenta las actividades para cada día y materia, diversificando la vía de entrada de aprendizaje visual, auditivo y kinestésica.

El docente cuenta con la facultad de hacer una organización flexible del currículo, de los espacios recursos y tiempos asignados para la jornada escolar del alumnado con TEA[6].

Las acciones de sensibilización deben ser propuestas en caso de ser necesarias por un ambiente hostil de grupo por directivos, docentes o padres de familia, y el consentimiento de la familia y alumno con TEA manteniendo apertura que ellos decidan compartir la condición y respetando su decisión.

La educación del TEA debe acompañarse de manera integral de los profesionales que se requiera, desde terapeutas de lenguaje y comunicación, conductual – ocupacional, medico neurólogo, psicólogo para que ellos

---

[5] SEP (2018). Evaluar para aprender. *La evaluación formativa y su vínculo para el aprendizaje en Programa de aprendizajes clave. Educación Básica.* Ed. México SEP.
[6] Duch ,R., Martínez , M., Miró, R.M., Rodríguez I.,(2014). *Diversidad (es) discapacidad, altas capacidades intelectuales y trastornos del espectro autista.* Editorial UOC.

sean los que sugieran los ajustes requeridos o no en el entorno escolares en combinación con un ambiente con condiciones adecuadas (espacio físico, sin sobre-estimulación e inclusión).

Inclusión Escolar.

La inclusión educativa debe entenderse como una balanza equilibrada entre un aprendizaje y rendimiento escolar de calidad y congruente con las capacidades del estudiante que asegure un aprendizaje significativo para todos[7] . En México, la secretaría de Educación Pública, incluye en el Glosario de términos sobre discapacidad la siguiente definición de Educación Inclusiva: La Educación Inclusiva garantiza el acceso, permanencia, participación y aprendizaje de todos los estudiantes, con especial énfasis en aquellos que están excluidos, marginados o en riesgo de estarlo, a través de la puesta en práctica de un conjunto de acciones orientadas a eliminar o minimizar las barreras que limitan el aprendizaje y la participación entre los estudiantes y sus contextos; las personas, los políticos, las instituciones, las culturas y las prácticas[9].

Las investigaciones realizadas han determinado que los niños y adultos con TEA conforman un grupo diverso, cuyas necesidades van a variar a lo largo de la vida en términos de evaluación como de intervención; en ese sentido, es necesaria una evaluación cuidadosa para determinar los servicios más apropiados de forma individualizada[8] . Algunos autores, plantean que las prácticas de escolarización de los alumnos TEA en escuelas comunes presenta tres desafíos importantes: el desafío de construir escenarios escolares inclusivos, la construcción de un buen vínculo comunicacional entre los distintos agentes que trabajan con el niño, y el desafío de construir modelos mentales de intervención profesional de carácter flexible [10].

Al se la inclusión educativa un proceso activo y participativo en la comunidad escolar implica cambios tanto en la filosofía y en la práctica educativa, como en el currículo y en la organización escolar. Estos cambios no solo afectan a los alumnos con necesidades específicas de apoyo como es el caso en el TEA, sino que tienen un alcance general para todos los alumnos. Si bien no existe un modelo único de escuelas inclusivas, en concordancia por otra parte con su propia filosofía, en un análisis de las principales experiencias existentes encontramos que tienden a mostrar características y creencias similares[11].

a) Planteamientos educativos amplios

El modelo de escuela inclusiva para todos se ha venido configurando para responder adecuadamente a la diversidad y a una verdadera igualdad de oportunidades. La filosofía de esta escuela supone que todos los alumnos son educados en el marco de un único sistema educativo en el que todos los niños pueden aprender. La práctica de la educación inclusiva es compartida por todos los agentes implicados (profesores, alumnos,

[7] Echeita G. Inclusión y exclusión educativa. Voz y quebranto. REICE. 2008; 6(2):9-18.
[8] Lord C, Bishop SL. Autism spectrum disorders: Diagnosis, prevalence, and services for children and families. Social Policy Report. 2010; 24(2): 3-21. (Fecha de acceso 22 de noviembre de 2018) Disponible en: https://eric.ed.gov/?id=ED509747
[9] Glosario de términos sobre discapacidad. www.educacionespecial.sep.gob.mx/pdf/tabinicio/2012 Glosario_terminos_sobre_discapacidad.pdf
[10] Larripa, M., & Erausquin, C. (2010). Prácticas de escolarización y trastornos del espectro autista: herramientas y desafíos para la construcción de escenarios escolares inclusivos. Un estudio desde el marco de la teoría de la actividad histórico-cultural desarrollada por Engeström. Anuario de investigaciones, 17, 165- 179. Recuperado de: http://www.scielo.org.ar/pdf/anuinv/v17/v17a16.pdfSEP (2012)
[11] M.ª Luisa Dueñas Buey La educación inclusiva... REOP. Vol. 21, Nº 2, 2º Cuatrimestre, 2010 (pp. 358-366) 363
[12] Mu, K. et al. (2010): "Occupational therapy students' attitudes towards inclusion education in Australia, UK, USA and Taiwan". Occupational Therapy International, 17(1), pp.40-52.

padres), y es aquí donde se suele destacar el carácter nuclear del profesorado, tanto por sus actitudes como por su adecuada preparación, capacidad de apoyo y de asistencia a los alumnos[12].

b) Énfasis en el sentido de comunidad y de pertenencia.

La escuela inclusiva constituye una comunidad donde todos sus miembros se ponen de mutuo acuerdo para organizarse, para que todos participen, cooperen y se apoyen para satisfacer las necesidades individuales. En este contexto, las estrategias organizativas de las aulas inclusivas inciden en la aceptación social de los niños con necesidades especiales en tanto que favorecen la participación social en el tiempo libre con sus iguales (Wendenlberg y Oyvind, 2010), configurándose dicha participación como la variable que tiene un efecto más directo sobre la percepción de aceptación social[13].

c) Servicios basados más en la necesidad que en el emplazamiento y los apoyos en el aula ordinaria.

Cada estudiante es reconocido como un individuo con potencialidades y necesidades y no como un miembro de una categoría. Las aulas inclusivas tienden a facilitar la formación de redes naturales de apoyo entre compañeros, grupos de colaboración entre el profesorado, grupos interprofesionales, círculos de amigos, enseñanza en equipo y otras formas de relaciones entre todos los miembros que constituyen la comunidad educativa. Existen múltiples razones (éticas, sociológicas y legales) a favor del sistema de educación inclusiva manifestándose más importante el cómo el niño es educado que dónde sea educado[14].

d) Principio de proporciones naturales.

Los estudiantes asisten a la escuela de su entorno, lo que asegura que cada escuela y clase tenga una proporción de población escolar con y sin discapacidades similar a la existente en la comunidad social en que se ubica la escuela; por tanto, no hay clases especiales. A este respecto, varios estudios destacan las dificultades que los padres suelen encontrar para que sus hijos tengan igualdad de oportunidades incluso en las escuelas inclusivas, lo que se ve influido por factores tanto relacionados con el personal (actitudes, competencias para identificar necesidades especiales, adecuada delimitación de responsabilidades) como con los recursos disponibles[15].

e) Enseñanza adaptada al alumno y estrategias instructivas reforzadas.

Los recursos y apoyos que se facilitan al alumno en las aulas inclusivas van dirigidos a que los alumnos alcancen los objetivos educativos adecuados a sus necesidades —y no predefinidos según una norma— y se beneficien en el área curricular común por medio de adaptaciones. La educación inclusiva requiere un amplio grupo de estrategias instructivas que permitan a todos los estudiantes formarse en el reconocimiento de las diferencias en inteligencia, estilo de aprendizaje, potencialidades y limitaciones. Entre las estrategias podemos citar las

[13] Wendelborg, Chr y Oyvind, Kvello (2010): "Perceived social acceptance and peer intimacy among children with disabilities in regular schools in Norway". Journal of Applied in Intellectual Disabilities, 23, pp. 143-153.
[14] Graves, P. y Tracy, J. (1998): "Education for children with disabilities: the rationale for inclusion". Journal Paediatric Child Health, 34 (3), pp. 220-225.
[15] Hewitt-Taylor, J. (2009): "Children who have complex health needs: parents' experiences of their child's education". Child: Care, Health and Development, 35 (4), pp. 531-526

siguientes: aprendizaje cooperativo, tutoría entre iguales, actividades manuales, aprendizaje fuera de la clase y el uso de tecnología instructiva.

    f)   Evaluación no discriminatoria.

Los resultados del aprendizaje para estudiantes con TEA derivan de los que son esperados para los estudiantes en general. Sus actividades con las adaptaciones necesarias y las modificaciones en los instrumentos y procedimientos de medida sean incorporadas en su totalidad a las actividades de la escuela.

Los procesos de inclusión tienen que entenderse de forma multidimensional, es decir, hay que considerar el contexto social, político, económico y cultural para diseñar, desarrollar y poner en práctica la educación inclusiva, que trasciende la propia dimensión educativa. En gran medida, la práctica de la educación inclusiva está supeditada al contexto en el que se desenvuelve. Pero también con la inclusión se comparten una serie de valores comunes a todos los contextos en que se lleva a la práctica, es decir, en los diferentes países / contextos se dan elementos diferenciales que sin embargo confluyen en los valores subyacentes a las iniciativas y proyectos llevados a cabo.

TECNOLOGÍAS DE LA INFORMACIÓN Y LA COMUNICACIÓN

"El ser humano debe aprender a usar la tecnología de la que dispone de la forma más eficiente posible y para ello se necesita tiempo".

Albert Einstein

Dr. Gessen Salmerón Gómez

Las Tecnologías de la Información y la Comunicación TIC son herramientas que hacen posible una serie de prácticas sociales de comunicación e intercambio de información a las que la escuela no puede dar la espalda ya que son prácticas y constituyen lo que en nuestros días se concibe como estar alfabetizado. En los últimos años se ha tomado mucho interés en la incorporación de las TIC al proceso de enseñanza y aprendizaje en niños[1].

Ciertamente, las dos principales características de las TIC se tratan de un medio de comunicación y una fuente de información.

Las TIC nos ofrecen muchas posibilidades como son:

- Creación de elementos más flexibles para el aprendizaje.
- Eliminación de las barreras espacio-temporales entre el profesor y el estudiante.
- Potenciar los escenarios y entornos interactivos.
- Favorecer el aprendizaje autónomo, colaborativo y en grupo.
- Obtener gran cantidad de información.
- Ser fuente de comunicación.

Algunas investigaciones han señalado que las TIC ofrecen a los alumnos con TEA un entorno controlado, pues ayudan a estructurar y organizar el entorno de interacción, al configurarse como un medio muy predictible que ofrece contingencias comprensibles para el alumno. A todos los niños les atraen los medios visuales, sin embargo, a niños con TEA les puede resultar mucho más atrayentes debido a sus cualidades visuales en el proceso de la información[2] .

A todos los niños les atraen los medios visuales, sin embargo, a niños con TEA les puede resultar mucho más atrayentes debido a sus cualidades visuales en el proceso de la información, generado en las diferentes aplicaciones digitales.

---

[1] García G. S., Garrote R. D., Jiménez F. S., Uso de las TIC en el Trastorno de Espectro Autista: aplicaciones Use of ICT in Autism Spectrum Disorder: APPS Revista de Educación Mediática y TIC. edmetic, X(X), 2016, E-ISSN: 2254-0059; pp. 134-157
[2] Hardy, C., Ogden, J., Newman, J., Y Cooper, S. Autism and ICT: A guide for teachers and parents. London: David Fulton.(2002).

Las aplicaciones digitales son pequeños programas informáticos que ayudan al usuario en una labor concreta, ya sea de carácter profesional o de ocio y entretenimiento.

Se clasificadas de la siguiente manera:

a) Aplicaciones para la comunicación y el lenguaje.
b) Aplicaciones para las emociones, la interacción/comportamiento social.
c) Aplicaciones para el juego y el ocio.
d) Aplicaciones de herramientas de apoyo

Las TIC cuentan con algunos beneficios como:

a) La estimulación de los sentidos, especialmente para la vista, algo muy importante a desarrollar en las personas con TEA ya que procesan la mayor parte de la información a través de la vista.
b) Su capacidad de motivación y refuerzo es muy alta, favoreciendo la atención y disminuyendo la frustración ante los errores.
c) Favorecen o posibilitan el trabajo autónomo y el desarrollo de las capacidades de autocontrol, las TIC se adaptan a las características de cada persona, favoreciendo ritmos de aprendizaje diferentes y una mayor individualidad[3].

Por otra parte, también debemos evitar que se puedan convertir en un problema de dependencia tecnológica, que se les de un uso inadecuado (uso de contenido no adecuado) o no cumpla los objetivos de uso[1].

A nivel educativo, se debe concientizar el uso de las TIC en los alumnos TEA ya que solo son un instrumento más que utilizamos en el aula, sin llegar a sustituir la presencia física del profesional, teniendo claros los objetivos que queremos conseguir con el uso de las TIC, así como las características de los niños TEA para una mejor adaptación ya que cada caso se debe individualizar.

Los estudios han concluido que los beneficios de las TIC son:

- Ofrecer situaciones y entornos motivadores que se presentan como un elemento de aprendizaje activo que favorece el trabajo autónomo[4].

- Mejoran la gestión de los servicios ofertados cuando los núcleos de población están dispersos, realizar actividades, recibir asistencia técnica y difusión de información[5].

[3] Arigós, G., Pucciarelli C., Uso de Tecnologías de la Información y la Comunicación (TIC) en Trastornos del Espectro Autista (TEA) VII Congreso Internacional de Investigación y Práctica Profesional en Psicología XXII Jornadas de Investigación XI Encuentro de Investigadores en Psicología del MERCOSUR. Facultad de Psicología - Universidad de Buenos Aires, Buenos Aires.2015 https://www.aacademica.org/000-015/5
[4] Vidal, J.R., y Uña, F. Autismo II. Conectando con el Autismo: aplicaciones informáticas en el ámbito de los Trastornos del Espectro Autista. Aplicación de las Tecnologías de la Información y las Comunicaciones en la vida diaria de las personas con discapacidad. A Coruña: Universidad A Coruña Servicio de Publicaciones. (2012).
[5] Cela, R. Autismo I. Conectando con el Autismo: aplicaciones informáticas en el ámbito de los Trastornos del Espectro Autista. Aplicación de las Tecnologías de la Información y las Comunicaciones en la vida diaria de las personas con discapacidad. A Coruña: Universidad A Coruña Servicio de Publicaciones (2012).

- Permiten diseñar intervenciones más accesibles, mostrándose como recurso eficaz en el área de formación personal, procesos de aprendizaje o planificación y evaluación de servicios[6].

A continuación, se agrega una lista de aplicaciones dirigidas a niños TEA. Estas Aplicaciones pueden usarse en Teléfonos móviles, Tablet, o incluso computadoras, ya que vienen con los programas específicos para poder descargar las aplicaciones a través de las diferentes tiendas de aplicaciones como App Store, Google play para los sistemas Android o itunes. Una vez descargada la aplicación podemos acceder a ella todas las veces que deseemos sin necesidad de estar conectados a Internet.

1. Autismo ihelp Talavera (2014) Desarrollar el aprendizaje de vocabulario.
2. ABC Autismo Dokye Mobile (2014) Ayudar en el procesamiento del aprendizaje a través de actividades divertidas.
3. Secuencias para autismo Ibanez (2015) Mejorar la comunicación con otros Mejorar la ubicación temporo-espacial Mejorar la habilidad de estructurar ideas y pensamientos Potenciar habilidades de autoayuda Mejorar las habilidades sociales.
4. Habla fácil Autismo DiegoDice Green Bubble Labs (2011) Enseñar los elementos básicos de la comunicación.
5. Autismo Auticiel (2016a) Ayudar a comprender las emociones y expresiones faciales.
6. Avaz Español Avaz, Inc (2014) Lograr un habla más efectiva Desarrollar el lenguaje del niño Mejorar la intención comunicativa.
7. Pictogramas autismo Bustos (2012) Reconocer sus juguetes, comida y familia.
8. EdNinja Ibanez (2014a) Aprender y mejorar el reconocimiento de emociones humanas básicas.
9. Talk. Autismo imagen Discusión Android in London (2014) Mejorar la comunicación no verbal.
10. Revista Autism Parenting Blakey (2015) Analizar problemas de conducta, trastorno de procesamiento sensorial, ideas de educación para niños, ofrecer alternativas de tratamiento.
11. Vast Autismo SpeakinMotion (2013) Desarrollar el lenguaje oral.
12. Palabras sobre ruedas Excel Heritage Group (2012) Permitir a los niños con autismo no verbal tener una rápida y sencilla comunicación.
13. Discunt- Autismo Apraxia Palos (2016) Permitir una comunicación fácil y rápida con personas de su entorno de cualquier ámbito de la vida diaria.
14. SAAC Limbika Assistive Technologies (2016) Mejorar la comunicación Facilitar la aparición y aprendizaje del lenguaje verbal.
15. ZAC Browser Ferri-Benedetti (2012) Permitir el acceso completo a internet a dibujos animados, juegos educativos, cuentos y canciones.
16. Mi amigo Juan: Niño con Ofrecer condiciones de sensibilidad y Uso de las TIC en el Trastorno de Espectro Autista: aplicaciones autismo Aguilar (2014) estrategias de aprendizaje práctico.

---

[6] Cuesta, J.L., y Abella, V. Tecnologías de la información y comunicación: aplicaciones en el ámbito de los trastornos del espectro del autismo. Revista Española sobre Discapacidad Intelectual, 2012. 43 (2), 6-25

17. Autismo aprendizaje de idiomas Tammy Basel (2014) Mejorar el lenguaje expresivo y receptivo 18 AbaPlane Fundación Planeta Imaginario (2016a) Realizar ejercicios de lenguaje receptivo y de emparejamiento.
18. TEO Bruno (2016) Fomentar la comunicación y la socialización.
19. Terapia de Lenguaje Autismo CRIG (2016) Realizar un aprendizaje individual de cada pictograma o imagen con la ayuda de síntesis de voz Reproducir un conjunto de pictogramas o imágenes con ayuda de síntesis de voz Asociar colores con audios Asociar objetos con audios.
20. Gaido Autismo Kame Ingeniería Creativa (2016) Estimular el desarrollo y aprendizaje Ofrecer herramientas visuales.
21. Las pelusas González (2016) Realizar aprendizajes visuales a través del pictograma.
22. El viaje de María Fundación Orange (2015b) Comprender y visualizar las cosas que preocupan a niños autistas.
23. e-Mintza Fundación Orange (2015c) Facilitar la comunicación a través del uso de la tecnología táctil y multimedia.
24. Sígueme Fundación Orange (2016a) Favorecer y potenciar el desarrollo de los procesos perceptivo-visual y cognitivo-visual y la construcción del acceso al significado de las palabras.
25. José Aprende Fundación Orange (2015a) Aprender a interactuar a través del cuento.
26. Autismo descubra emociones Auticiel (2016b) Ayudar a comprender las emociones y expresiones faciales a través de juegos.
27. iSekvenser Fundación Planeta Imaginario (2016b) Potenciar hábitos de autonomía, actividades lúdicas, situaciones cotidianas y emociones.
28. ecuencias para niños Ibanez (2014b) Mejorar la habilidad para estructurar historias, mensajes e ideas Potenciar el lenguaje y la comunicación Desarrollar habilidades sociales Mejorar la ubicación temporo-espacial.
29. Educa Ortega (2016) Aprender a contar.
30. Día a Día Fundación Orange (2016b) Facilitar y fomentar la comunicación.
31. PictogramAgenda Moreno (2015) Apoyar los procesos de aprendizaje a través de las agendas visuales.
32. El sueño Fundación Orange (2015d) Potenciar a través del juego la educación emocional y la creatividad.
33. NikiTalk La Rocca (2015) Mejorar la comunicación.
34. Proyecto emociones Desarrollar la empatía Susana García Guillén, Daniel Garrote Rojas y Sara.

Las TIC y en concreto las aplicaciones móviles están en auge y educativamente hablando, pueden ser un gran recurso para niños diagnosticados como TEA ya que pueden mejorar la comunicación, el lenguaje, las emociones, la intervención social y el vocabulario.

Con esta información se debe individualizar las necesidades de ayuda y buscar la o las aplicaciones más convenientes para el objetivo deseado a superar. Estas aplicaciones son un apoyo al trabajo realizado por especialistas en el área de enseñanza y de lenguaje, tratando de optimizar tiempos y considero que el único inconveniente son los altos costo de algunas de ellas, ya que eso limita la adquisición y uso de estas.

ACOSO ESCOLAR (BULLYING)

"Las personas me molestaban. No sabía por qué estaban allí, ni que me harían: no siempre eran iguales y no sentía
seguridad con ellas."

Sean Barron

Dr. Gessen Salmerón Gómez.

La ocurrencia de casos de violencia en las escuelas es cada vez más frecuente, lo que supone un problema de convivencia escolar, donde las relaciones interpersonales entre pares se encuentran deterioradas, evidenciándose abuso de poder y poco respeto hacia las demás personas. Cabe destacar, que el acoso o violencia escolar tiene consecuencias impactantes en el desarrollo integral del niño, niña y adolescente, las cuales se manifiestan en su continuo evolutivo y son generadoras de niveles de sufrimiento y desajustes psicológicos, por el simple hecho de haber participado en algunos de los roles (agresor, víctima y espectador) del ciclo de violencia, considerando los factores personales, familiares y sociales que los determinan[1].

Bajo estas consideraciones, los niños, niñas y jóvenes con TEA son uno de los grupos más vulnerables dentro de las escuelas, asumiendo generalmente el rol de victima por ser diferentes, que sumado a las características propias del TEA cuando son sometidos al acoso escolar, suman sentimientos de inadecuación e inadaptación que conllevan a la depresión, ensimismamiento y violencia, aumento de estereotipias o conductas disfuncionales entre otras, lo que repercute indudablemente en su proceso de inclusión efectiva[1].

El acoso se produce en una situación de desigualdad entre quien acosa y la persona acosada. Hay una relación de desequilibrio de poder debido generalmente a que la persona que acosa es más fuerte en lo físico, en lo verbal o en lo social y suele estar apoyada en un grupo que la sigue en su conducta agresiva. Por su parte, la principal característica de la persona acosada es que está indefensa, se siente arrollada y no puede salir por sí misma de la situación de acoso.

Uno de cada tres alumnos dice haber sufrido maltrato de tipo verbal (insultar), poner motes, hablar mal a las espaldas y entre un 11 y 15% en forma de exclusión social, es decir que han sido ignorados o, de forma más activa, alguien o algunos les ha(n) impedido participar en una actividad. Los varones agreden y sufren más abuso por parte de sus iguales que las mujeres, salvo algunas formas indirectas de maltrato como son hablar mal de otros (más víctimas y agresoras femeninas) e ignorar (sin diferencias entre géneros). Los alumnos con autismo grado funcional 1 ponen en marcha preferentemente estrategias defensivas para evitar encontrarse con quienes les molestan. Como sus compañeros también intentan pasar y que no les afecte. En menor medida, señalan estrategias cognitivas reforzadoras de la autoestima[2].

---

[1] Urribarrí, M. Acoso escolar como factor limitante en la inclusión educativa de niños, niñas y jóvenes con trastornos del espectro autista. Educ@clón en Contexto, Vol. II, N° Especial. I Jornadas de Investigación e Innovación Educativa. "Hacía una 299 Educación de Calidad para el Desarrollo Integral del Ser Humano". Diciembre, 2016. ISSN 2477-9296
[2] Hernández Rodríguez J. Mª. Van der Meulen K.el maltrato por abuso de poder en el alumnado con trastornos del espectro autista y sus efectos sobre la inclusión. Revista Española sobre Discapacidad Intelectual 2010, Vol 41 (1), Núm. 233, 2010 Pág. 23 a pág

Existen varios tipos de acoso:

Acoso físico.

Puede llevarse a cabo de forma directa (pegar, empujar, dar patadas, "collejas", amenazar con arma), o indirecta, procurando hacer daño a la víctima a través de sus propiedades (esconder cosas, robo y destrozo de material escolar, ropa y otros objetos personales). Entre los tipos de acoso escolar, la agresión física es el de más fácil identificación. Es fácil ver cuándo alguien ha sido maltratado. Es también el tipo de acoso que concitará mayor acuerdo en cuanto a su realidad como tal. En nuestra sociedad todavía se quita importancia a los abusos emocionales, pero casi todo el mundo admite que no se puede tolerar la agresión física[3].

Acoso verbal.

Puede llevarse a cabo de forma directa (insultar, poner motes, burlarse de la indumentaria, del aspecto físico, de algún defecto o anomalía física, de alguna rareza del habla o de la conducta; amenazar y coaccionar, obligando a hacer algo que no se quiere como traer dinero u objetos, hacer trabajos o sometiendo a la persona a participar en situaciones que no desea) o indirecta (extender rumores o bulos, hablar mal de alguien, pintadas alusivas, notas, cartas, etc.). De todos los tipos de acoso, éste es el más rápido en su ejecución y puede revestir formas muy sutiles. A veces ocurre ante las mismas narices del profesorado y otros adultos. El insulto es la forma más frecuente de acoso escolar entre adolescentes, con TEA y sin TEA, de ambos sexos. Cuando la víctima es una persona con TEA, las agresiones verbales giran en torno a dificultades de la víctima (como tener una menor agilidad, la forma de hablar, la manera de andar, las dificultades sociales, su manera de reaccionar antes las cosas o llevarse bien con las figuras de autoridad). El acoso verbal nunca es banal ni ingenioso ni divertido. Es una forma poderosa y dañina de maltrato emocional y puede afectar negativamente a la persona para toda la vida.

Acoso relacional o exclusión social.

Puede ser activo (no dejar participar, impedir la participación con el resto del grupo) o pasivo (ignorar la presencia del otro, no dirigirle la palabra, no tenerle en cuenta en las actividades normales de clase, aislar intencionadamente de las interacciones con compañeros y compañeras, rechazo a sentarse a su lado en el aula, coaccionar a compañeros/as para que no interactúen con la "víctima"). Tendemos a centrarnos en el maltrato verbal y físico porque es más visible y a considerar la exclusión social como una consecuencia de ser maltratado más que un tipo de agresión. El acoso relacional es una forma menos visible, pero es un tipo de agresión y no solo una consecuencia de ser maltratado. Y después del acoso verbal, es el más frecuente en TEA. Sin embargo, pocas personas reconocen que "hacer el vacío" sea una forma de acoso. La exclusión entre jóvenes prospera en los ambientes que separan y clasifican a los jóvenes en pandillas. No es más que una arbitrariedad cruel. Verse activamente rechazados y aislados en este momento, en que se atribuye máxima importancia a la aceptación por los iguales, puede ser atroz.

Acoso sexual.

Puede llevarse a cabo de forma verbal (con frases o insultos que ofenden sexualmente) o de forma física (obligando a participar en situaciones de carácter sexual.

Ciberacoso.

Es una forma nueva de acoso escolar. Se produce cuando las actuaciones negativas (insultos, vejaciones, humillaciones, amenazas o coacciones, difusión de imágenes/videos sin consentimiento y con intención ofensiva, difusión de bulos o rumores insidiosos) se ejercen a través de las tecnologías de la información y la comunicación, en especial en mensajes de teléfono móvil y en las redes sociales. El ciberacoso es más persistente porque persigue a la víctima a todos los lados. Uno podría escapar del acoso tradicional, pero en el ciberacoso no existen lugares donde estar seguros y el hecho de que pueda llegar a tu propia casa provoca mayor sentimiento de indefensión y desprotección. Otra diferencia con respecto a las otros tipos de acoso es el anonimato que a veces facilita la red, porque uno puede crear correos electrónicos o perfiles web falsos y acosar desde ellos a alguien, sin que la víctima sepa de dónde provienen en realidad, desorientándola. Y además, es más intenso y dañino: la percepción errónea de que las cosas que se hacen verbalmente duelen menos que las que se hacen en el cara a cara hacen que la persona que agrede pueda mostrarse más desinhibida. Pero lo que es común es que el ciberacoso sea una prolongación de lo que ocurre en clase. Sin embargo, el móvil no sólo puede usarse para intimidar a alguien a través de llamadas o mensajes. También ha resultado ser una forma frecuente en la que los adolescentes se sienten. Las nuevas tecnologías parecen representar un papel más importante como una forma de exclusión social de las personas con TEA que como una forma de intimidación[3].

Consecuencias del acoso.

Las consecuencias del acoso en la población con TEA es que los efectos son más intensos, más graves y duraderos. La exclusión social activa o pasiva parece producir esos efectos negativos de modo más marcado que en otras formas de maltrato. Los efectos encontrados en los alumnos TEA son:

- Problemas en el aprendizaje: La inmediata consecuencia del maltrato es el miedo a ir a la escuela, aumenta la probabilidad de rechazo a la escuela y, por tanto, el cambio de centro o el abandono del sistema educativo. Se acentúan los problemas de aprendizaje que las personas con TEA experimentan y disminuye el rendimiento escolar.
- Dificultades sociales: Con el acoso disminuyen las relaciones, aumentado el aislamiento y la dificultad para hacer amistades. El acoso en las personas con TEA socava aún más sus dificultades sociales e impide su participación en la escuela. La falta de apoyo social no solo es causa, también es la consecuencia de ser acosado.
- Malestar emocional La victimización escolar aumenta el riesgo de trastornos emocionales y problemas de salud mental. Es una de las mayores fuentes de ansiedad (los temores o preocupaciones interfieren con las actividades normales y se convierten en ansiedad paralizante), de depresión, autoestima más baja, estrés postraumático e ideación suicida. Los problemas emocionales generados por el acoso de los compañeros o compañeras en la infancia no siempre acaban ahí, sino que pueden afectar a la vida adulta. Quien ha sido blanco de acoso escolar padece consecuencias a corto y a largo plazo.

---

[3] Juana M. Hernández Rodríguez Guía de actuación para profesorado y familias. Acoso escolar y Trastorno del Espectro del Autismo Confederación Autismo España Madrid, 2018 ISBN 978-84-697-7895-1

¿Qué hacer cuando la familia detecta una situación de acoso escolar?

Es fundamental estar y demostrar tranquilidad y no reaccionar en exceso ni precipitarnos si detectamos una posible situación de acoso. Esto, por supuesto, es difícil cuando nos hemos enterado o tenemos sospecha de que nuestro hijo o hija está sufriendo agresiones, pero hay que transmitirle seguridad y tranquilidad, sin sobreproteger y dejándole claro que:

- Nadie tiene derecho a pegarle, humillarle o insultarle. La violencia nunca está justificada.
- Lo que le pasa "no es por su culpa". Son los agresores/as los que tienen un problema, no él o ella.
- Si se calla, ellos se hacen más fuertes.
- Si siente enfado, tristeza o miedo, es normal. Cualquier cosa que diga será tomada en serio y como padres y madres hay que ayudar a que exprese lo que siente.
- Necesita ayuda, solo o sola no puede salir de esa situación. Necesita la ayuda de la familia, pero también la del colegio por lo que hay que comunicar la situación a la escuela[3].

1. Es importante investigar sobre las señales de alarma que hayamos observado los padres y madres o sobre lo que nuestro hijo o hija nos haya contado. Se trata de escuchar con calma y con total atención y tratar la información que vayamos averiguando (a través de nuestro hijo, de otros padres...) sin trivializar ni magnificarla para obtener la mayor cantidad posible de datos y detalles de lo que realmente ha ocurrido.

   - ¿Qué ocurrió?
   - ¿Qué hizo o dijo?
   - ¿Quién o quiénes lo hicieron?
   - ¿De qué tipo son las agresiones?
   - ¿Han sido testigos del acoso otros niños o niñas? ¿Quiénes?
   - ¿Es la primera vez que ocurre? ¿Se lleva repitiendo un tiempo?
   - ¿Ocurre siempre en los mismos lugares o a las mismas horas?
   - ¿Qué sentimientos ha suscitado en el niño o niña?[3]

2. Cuando tengamos la información suficiente, explicaremos a nuestro hijo o hija que vamos a acudir al centro escolar con intención de lograr su colaboración para intervenir en el cese del maltrato. Que nuestro hijo o hija haga sus propias propuestas para enfrentar el problema[3].

3. Con la información obtenida se debe poner en contacto con la escuela. Recuerda que nunca se debe resolver el problema por nuestra cuenta, llamando a otros padres y madres o actuando directamente con los compañeros/as[3].

4. Hay que fijar una reunión con el tutor/a y el equipo directivo. El objetivo es informar de nuestras inquietudes y solicitar la intervención y cooperación del profesorado en la clarificación de la situación y en la búsqueda de soluciones[3].

5. Coordinar un plan de acción de acoso para detener inmediatamente el daño que se está produciendo. Este debe incluir el establecimiento de una vigilancia especial para nuestro hijo o hija y otras medidas de apoyo[3].

Es clave que los padres y madres impliquen a su hijo/a en la búsqueda de soluciones para enfrentarse al problema.

La Guía de Actuación para profesorado y familias para el Acoso Escolar y Trastorno del Espectro del Autismo Confederación Autismo España Madrid establece estos puntos para disminuir el acoso.

- *Aumentar la vigilancia y protección.* El alumnado debe tener claro a quién y dónde acudir por lo que debe haber una figura del profesorado (tutor, apoyo...) referente para estas situaciones con quien mantenga un contacto frecuente para potenciar la comunicación y resolver las dificultades que puedan surgir.
- *Enseñar estrategias de afrontamiento.* Un objetivo de está intervención es proporcionar a la persona con TEA estrategias e instrumentos que intenten aumentar la resistencia del alumnado al acoso. Con frecuencia, estas personas están confusas y no saben lo que han de hacer o pensar, luego hay que enseñarles diferentes estrategias para afrontar el acoso y practicar las estrategias eficaces de manera que sepan qué hacer si se dan cuenta de que están siendo víctimas de acoso.
- *Medidas de control de estrés.* Estas medidas son básicas para manejar o moderar la propia reacción emocional de tristeza, ansiedad, ira, miedo ante situaciones de acoso. El autocontrol favorece la expresión de sentimientos de una manera adecuada, disminuye las tensiones en el grupo evitando conflictos y ayuda a enfrentarnos a los problemas de forma eficaz. Con frecuencia, para ayudar a un estudiante con TEA que ha sufrido acoso a salir del estado de ansiedad en que se encuentra, hay que darle información y una explicación clara de lo que ocurre: "pasa esto porque...", "el agresor ha provocado esto porque...". Esta explicación le capacita para interpretar la situación y expresar cómo se siente de manera más adecuada. Si nos sentimos mal, será la señal de que tenemos que actuar para resolver el problema que la ha producido[3].
- *Ayudar en proceso de reparación del daño.* Hay que trabajar con cada una de las partes en el proceso de reparación del daño y de petición y aceptación del perdón, preguntándole a cada parte si está conforme en iniciar este proceso y la manera de compensarse el perjuicio ocasionado.
- *Ofrecer experiencias positivas de relación con compañeros/as.* Se trata de crear un grupo de personas voluntarias alrededor de la persona aislada. Es el propio círculo el que hace propuestas prácticas sobre qué hacer cada uno para ayudar al compañero/a a superar las dificultades de relación. Ej.: acompañarle e incluirle en juegos del patio, sentarse con ella en el comedor, invitarle a salir juntos del colegio, ayudarla a "no meter la pata" en situaciones grupales, formar pareja en Educación Física para evitar que siempre sea escogido el último... Se pueden compartir también actividades fuera del colegio como invitaciones a casa.
- *Intensificar la colaboración familia-escuela.* Intensificar la comunicación con los padres y madres del niño/a vulnerable ayudará al colegio y al estudiante a hacer frente al acoso. Esto podría incluir realizar una agenda diaria de manera que los padres y madres estén informados sobre los sucesos del día (puesto que las personas con TEA tienen difcultades para hacer esto). Se debería animar a los padres y madres a que refuercen las estrategias aplicadas por el colegio para reducir el riesgo de acoso. También se les deberá facilitar el contacto frecuente con el tutor/a para tratar cualquier preocupación que puedan tener.

Como ya se comento en este capítulo, la vulnerabilidad de los alumnos TEA para el acoso es frecuente, por lo que es nuestra obligación como cuidadores, es el buscar el libre desarrollo de todos los individuos y establecer el respeto a si mismo como a sus iguales, por lo que, los adultos somos el ejemplo a nuestros hijos e igual de responsables en la limitación o fomento del acoso escolar.

"Un derecho no es algo que alguien te da; es algo que nadie te puede quitar".

Ramsey Clark

Lic. Saúl Abraham Pérez Fuentes.

Actualmente, es de conocimiento general la compleja situación por la que atraviesa el sistema de salud público mexicano, siendo una contrariedad la realidad legal y material de la que se dispone en el país; inicialmente porque deriva de un Derecho Humano a la vida y sus subsecuentes como el derecho a una vida digna y las condiciones de salud de cada ser humano; derechos que se encuentran plasmados en nuestra Carta Magna, la Constitución Política Mexicana, documento que no solo eleva los derechos básicos y primarios a su máximo nivel legal, sino que los refuerza con el reconocimiento expreso sobre la validez de los Tratados Internacionales en materia de Derechos Humanos, tales como la Convención Sobre los Derechos del Niño.

¿Por qué es importante conocer el contexto legal tanto nacional como internacional sobre los derechos relacionados a los niños y adultos con el Trastornos del Espectro Autista? Por la simple y sencilla razón de que al ser considerados "Derechos Fundamentales", estamos hablando de una obligación existente para el Estado y órganos de gobierno, de garantizar a sus gobernados, los derechos más básicos, para así tener, una calidad de vida digna. Es por lo anterior que es importante conocer, aunque sea de manera sintetizada, los enunciados más básicos y fundamentales de estos importantes textos jurídicos, pues muchas veces su desconocimiento general, cierra la posibilidad de defensa y exigencia de su cumplimiento por parte de la población hacía quien debe procurarlos, llámese Gobierno Federal, Estatal, Municipal y otras Instituciones Públicas.

Es de suma importancia tener en conocimiento lo que establece el Artículo 1° Constitucional, en su primer capítulo detalla *"De los Derechos Humanos y sus Garantías"* y que en su Artículo 1° expresa:

> *"En los Estados Unidos Mexicanos todas las personas gozarán de los derechos humanos reconocidos en esta Constitución y en los tratados internacionales de los que el Estado Mexicano sea parte, así como de las garantías para su protección, cuyo ejercicio no podrá restringirse ni suspenderse, salvo en los casos y bajo las condiciones que esta Constitución establece"[1].*

En el mismo orden e importancia, en su 3er párrafo la Constitución expresa lo siguiente:

> *"Todas las autoridades, en el ámbito de sus competencias, tienen la obligación de promover, respetar, proteger y garantizar los derechos humanos de conformidad con los principios de universalidad, interdependencia, indivisibilidad y progresividad. En consecuencia, el Estado deberá prevenir, investigar, sancionar y reparar las violaciones a los derechos humanos, en los términos que establezca la ley".*

Es de lo anterior que podemos reafirmar lo que previamente ya se expuso. La existencia natural de los Derechos Humanos y su reconocimiento, obligan particularmente al Estado Mexicano a garantizar la protección y

---

[1] Constitución Política De Los Estados Unidos Mexicanos, México, 5 de febrero de 1917

procuración de dichos Derechos, en cada uno de sus gobernados, así como, reparar las lesiones que estos pudiesen sufrir.

De forma colateral y con la misma importancia y validez, el Estado Mexicano forma parte de la lista de países que firmó y ratificó, la llamada Convención de los Derechos del Niño, donde se puntualiza en su artículo 24 y para los efectos que nos interesan, lo siguiente:

"Los Estados Partes reconocen el derecho del niño al disfrute del más alto nivel posible de salud y a servicios para el tratamiento de las enfermedades y la rehabilitación de la salud. Los Estados Partes se esforzarán por asegurar que ningún niño sea privado de su derecho al disfrute de esos servicios sanitarios"[2].

Claro que lo anterior no es limitante, pues dicha Convención no busca solo proteger a los niños y adolescentes, sino a todos aquellos grupos vulnerables de personas sin importar su condición, para la procuración de sus derechos de salud y vida digna ante al Estado por el que son gobernados. Es con los fundamentos legales anteriores, que nace directamente una obligación y deber del Estado Mexicano de procurar a través de distintos mecanismos, el llamado derecho de la vida, salud y las condiciones necesarias para garantizar a su protección.

Ahora que se han sentado las bases legales más básicas y fundamentales del tema en cuestión, se puede agregar que uno de esos mecanismos que el Estado Mexicano ha creado para la atención de una condición especial, y más específicamente a aquellas personas que padecen del Espectro Autista, la llamada, *"Ley General de Atención y Protección a Personas con la Condición del Espectro Autista"*, una ley federal que nace como una forma de protección precisamente a las personas que reúnen el cuadro clínico del autismo y que debe ser entendido como un tema de salud pública tal, que debe ser atendido por el Estado Mexicano y por ende por un cuerpo de normas que regule su tratamiento.

Pero ¿Cuál es el objetivo de la creación de una Ley orientada específicamente a atender a un sector de la población que tiene un padecimiento específico como lo es el Espectro Autista?, pues bien, la misma Ley en cuestión se creó como el marco jurídico necesario para implementar diversas acciones con el fin de lograr una mejor *inclusión* de las personas con autismo en la sociedad, acciones previstas en materia de salud, educación, capacitación, deporte, recreación y empleo.

Una vez conocido el objetivo principal de esta Ley, es importante que todo núcleo de población circundante al Espectro Autista, tenga conocimiento del contenido de la misma, puntualizando que dicha Ley se divide en los siguientes capítulos:

1. Disposiciones generales.
2. De los derechos y obligaciones.
3. De la Comisión Intersecretarial.
4. Prohibiciones y sanciones.

---

[2] Convención de los Derechos del Niño, Nueva York, Estados Unidos de América, 20 de noviembre de 1989

El primer capítulo de esta Ley regula precisamente aquellos conceptos que deben sentar las bases para la forma en que esta, va a funcionar, dando así los objetivos primarios, las definiciones de distintos conceptos utilizados por la Ley, Alcances legales y Principios fundamentales. Básicamente este primer capítulo podría definirse como "introductorio", donde se fijan las bases para que el Gobierno mexicano, pueda coordinarse de acuerdo con el Plan Nacional de Desarrollo con la Federación y Estados de la República, a efecto de cumplir el objetivo primordial de esta Ley: Lograr un mejor esquema de respeto y garantía a las personas diagnosticadas con Autismo, así como su inserción social y laboral mediante el tratamiento clínico eficiente.

El segundo capítulo denominado *"De los Derechos y Obligaciones"* [3], es de suma importancia su conocimiento pues establece precisamente las facultades y limitaciones que tiene no solo el gobierno, sino toda aquella persona involucrada, ya sea la persona con espectro autista, familiares, e instituciones médicas, siendo algunos de estos los más importantes respecto a la persona que padece y sus familiares:

- *Gozar plenamente de los derechos humanos que garantiza la Constitución Política de los Estados Unidos Mexicanos y las leyes aplicables.*

- *Tener un diagnóstico y una evaluación clínica temprana, precisa, accesible y sin prejuicios de acuerdo con los objetivos del Sistema Nacional de Salud.*

- *Solicitar y recibir los certificados de evaluación y diagnóstico indicativos del estado en que se encuentren las personas con la condición del espectro autista.*

- *Recibir consultas clínicas y terapias de habilitación especializadas en la red hospitalaria del sector público federal, de las entidades federativas y municipios, así como contar con terapias de habilitación.*

- *Ser inscritos en el Sistema de Protección Social en Salud, conforme a lo establecido en la Ley General de Salud[3].*

- *Acceder a los programas gubernamentales para recibir alimentación nutritiva, suficiente, de calidad, y de acuerdo con las necesidades metabólicas propias de su condición.*

- *Participar en la vida productiva con dignidad e independencia.*

Estos son solo algunos de los Derechos establecidos por la Ley en relación a sus familiares, aunque el listado es mucho más grande, es conveniente que estos derechos básicos, sean conocidos por los familiares de quien padece TEA como por él mismo, puesto que esta información le genera el conocimiento y posibilidad de exigir ante cualquier institución de salud pública, que el bienestar de la persona y su cuidado médico, le sea proporcionado,

---

[3] Ley General Para la Atención y Protección a Personas con la Condición del Espectro Autista, México, 30 de abril de 2015

para incrementar las oportunidades de ser una persona socialmente responsable e inserta en una vida laboral que le proporcione un ingreso para sustento de quien padece el espectro autista.

Claro que esta ley, no solo establece lineamientos de Derechos y prerrogativas, sino que también genera "*Obligaciones*" para determinados miembros de la vida pública, las cuales se transcriben por ser esencial su conocimiento.

I.   *Las instituciones públicas de la Federación, las entidades federativas, los municipios y las demarcaciones del Distrito Federal, para atender y garantizar los derechos descritos en el artículo anterior en favor de las personas con la condición del espectro autista, en el ejercicio de sus respectivas competencias*[3].

II.   *Las instituciones privadas con servicios especializados en la atención de la condición del espectro autista, derivado de la subrogación contratada*[3].

III.   *Los padres o tutores para otorgar los alimentos y representar los intereses y los derechos de las personas con la condición del espectro autista; Los profesionales de la medicina, educación y demás profesionistas que resulten necesarios para alcanzar la habilitación debida de las personas con la condición del espectro autista*[3].

IV.   *Todos aquéllos que determine la presente Ley o cualquier otro ordenamiento jurídico que resulte aplicable*[3].

Todo lo anterior son disposiciones que son importantes tener en conocimiento, en especial para los familiares de las personas con TEA, puesto que la realidad material y legal, suele ser diferente en la vida pública de México, además, es importante que las personas afines a este padecimiento conozcan sus derechos, por la simple razón, de saber que existen y que hay formas de exigibilidad de estas ante las autoridades. Debido a lo anterior, es menester para los ciudadanos que viven con o cercano a una persona con autismo, conocer la vida pública de México, puesto que constantemente y derivado de esta Ley y sus objetivos, el gobierno mexicano constantemente realiza movimientos en sector salud, para procurar una adecuada atención a las personas que padecen autismo.

De acuerdo con lo anterior, se da la creación de una llama "*Comisión Intersecretarial* ", un órgano público Federal creado con la intención de "supervisar" y "garantizar" la ejecución de los programas en materia de atención a las personas con la condición del espectro autista, programa que son realizados y coordinados por distintas secretarías de México como Educación Pública, Economía, Salud, Desarrollo social, así como Trabajo y Prevención Social.

Ante estas medidas adoptadas y desarrolladas por los legisladores de nuestro país, derivan una serie de "*Prohibiciones*" para las instituciones públicas que son fundamentales tener en conocimiento por parte de la persona con TEA y sus familiares. lo anterior es de suma importancia que se tenga en conocimiento, pues materialmente, estas son obligaciones que los centros de salud pública deben acatar como parte de sus deberes sociales y es importante conocerlos para poder reclamarlos incluso por la vía legal por parte de los ciudadanos; algunas de las obligaciones establecidas se basan en las siguientes:

Establece el Artículo 17 de la Ley:

"Queda estrictamente prohibido para la atención y preservación de los derechos de las personas con la condición del espectro autista y sus familias":

I. *Rechazar clínicas y hospitales del sector público y privado[3].*

II. *Negar la orientación necesaria para un diagnóstico y tratamiento adecuado, y desestimar el traslado de individuos a instituciones especializadas, en el supuesto de carecer de los conocimientos necesarios para su atención adecuada[3].*

III. *Actuar con negligencia y realizar acciones que pongan en riesgo la salud de las personas, así como aplicar terapias riesgosas, indicar sobre-medicación que altere el grado de la condición u ordenar internamientos injustificados en instituciones psiquiátricas.*

IV. *Impedir o desautorizar la inscripción en los planteles educativos públicos y privados[3].*

V. *Permitir que niños y jóvenes sean víctimas de burlas y agresiones que atenten contra su dignidad y estabilidad emocional por parte de sus maestros y compañeros.*

VI. *Impedir el acceso a servicios públicos y privados de carácter cultural, deportivo, recreativo, así como de transportación.*

VII. *Rehusar el derecho a contratar seguros de gastos médicos.*

Como se estableció con anterioridad, hay distintas secretarias del gobierno federal que están coadyuvando en el llamado Plan de Desarrollo Nacional y las anteriores obligaciones generan formas limitativas de actuar evidentemente a centros médicos e instituciones de salud pública relacionado a tratamiento y atención del TEA.

A manera de sumario, esta es solo alguna de la información legal más relevante que existe en el marco jurídico mexicano y que tiene como función principal, el atender el TEA, que se traduce en una necesidad social, y es por eso que el Estado Mexicano, ha invertido parte de sus recursos monetarios, legales y humanos, para su procuración como parte de una problemática social, que debe ser cubierta por los propios medios de acción de los Gobiernos Federal y Estatales. Claro que debemos aterrizar el contenido legal con la realidad práctica de México y en la llamada Ley General de Atención y Protección a Personas con la Condición del Espectro Autista, hay elementos materiales a las que las personas con TEA y sus familiares, tienen acceso y no se les deben ser negados bajo ningún tipo de negligencia o pretexto por las autoridades de salud pública.

El primero de ellos son los llamados; Certificados de *Diagnósticos y Evaluaciones Clínicas* de manera temprana que evalúen el estado en el que se encuentra la persona con Espectro Autista y el derecho a recibir Consultas Clínicas y Terapias de Habilitación en la red de los hospitales públicos Federales y Municipales, evidentemente siguiendo los requisitos y lineamientos que para ello necesite cada centro de salud, pero puntualizando que la atención, evaluación y tratamiento no puede ser negada por dichas instituciones.

Una vez conocidas las pautas legales en México y de una forma breve, en el plano internacional, es importante recalcar la importancia que tiene el conocimiento generalizado de la Ley, sobre los derechos y obligaciones sobre los que gozan los ciudadanos y las obligaciones mismas para los entes públicos, por lo que el presente análisis, es un pequeño sumario de alguna de la información técnica y legal que los familiares y en la mayor medida de lo posible la persona que padece TEA deben tener en conocimiento, pues de esa manera es más factible lograr un mejor proceso de inserción social; mediante el involucramiento de las personas con TEA a una vida laboral y auto sustentable, así como física, a través de la adecuada atención médica requerida, por lo que es importante acercarse a instituciones de salud pública como lo es el Instituto Mexicano del Seguro Social, Hospitales del ISSTE, Instituciones de Salud y Hospitales Estatales y Municipales Públicas e incluso el DIF quien cuenta con el llamado "Centro de Autismo", lugar donde se busca dar una atención a las familias de menores y adolescentes en materia de información formativa, atención integral a través de evaluaciones previas y terapias que auxilien al desarrollo de las habilidades que permitan al menor o adolescente, participar en la vida social de su entorno y por ende mejorar su calidad de vida.

INCLUSIÓN

"Ser TEA no me hace menos humano. Simplemente me hace ser quien soy. Igual que tú, eres tú"

Tina J. Richardson.

Lic en Psic. Yunuen Elena Gómez Marmolejo.

Antes de comenzar a profundizar en el tema me gustaría señalar la importancia que tiene por sí misma la palabra "inclusión", pues en la actualidad muchas personas aún piensan que tiene el mismo significado que la palabra "integración" y no es así, sentirse incluido en una sociedad y en la misma familia es tarea de todos los que la conforman, pero principalmente del propio individuo, de la persona que quiere sentirse parte de. Y es que precisamente a esto nos referimos cuando hablamos de inclusión, sentirnos parte de algo y por ende ser partícipes de lo que involucra el mismo sentimiento de pertenencia, ese algo que nos hace ser personas, que nos ayuda a comprender el entorno, el comportamiento de los que nos rodean, que facilita nuestras relaciones interpersonales. Aunque claro está que existen ocasiones en donde podemos encontrarnos con ciertas resistencias que lo impide, me refiero a la falta de seguridad, confianza y empatía con los demás. Imaginemos que esto sucede con una persona común, alguien que se encuentra "aparentemente" estable en su estado de salud físico y psicológico, sin ninguna complicación o trastorno diagnosticado, es difícil en ocasiones podernos sentirnos parte de una sociedad en constante movimiento.

Inclusión en la familia

Ahora pensemos en una persona con Trastorno del Espectro Autista, si ya es difícil por sí mismo hablar y entender lo que conlleva este tema tanto para la familia como para el mismo paciente, el poderlo incluir entonces en un entorno social será aún más complicado. Es entonces debemos hablar de que la persona diagnosticada con TEA, ese alguien que estará identificado por la misma sociedad por ser "especial", un ser que no logra comprender lo que le sucede con su persona, su entorno y puede tener dificultades para poder autoconocerse y es que claro está, que su finalidad no es entablar relaciones sociales como lo hacemos los demás.

Entonces, ¿cómo puedo incluir a una persona con este diagnóstico en una sociedad que se encuentra en constante cambio, en un entorno educativo lleno de peligros e incluso en el ámbito laboral que cuenta con tanta desigualdad y falta de interés por temas como este?

Es claro que la familia es el primer vínculo socio-afectivo de cualquier individuo, sin importar su condición física o psicológica, es ahí en donde se creará el primer contacto social, el planteamiento de las reglas, la manera "adecuada" de comportamiento, el manejo del temperamento y los lazos de cariño, comprensión e inclusive empatía con el otro. Es así como entonces tendremos que comprender que a una persona con TEA su empatia esta disminuida y le costará trabajo el reconocimiento de las emociones y sentimientos tanto personales como el de los demás, se notará una dificultad en la comprensión de las emociones básicas, no existe el significado de vergüenza, culpa, lastima, etc., por lo tanto actúa de manera repentina aunque para algunos puede ser imprudente e inadecuada. Si los miembros que le rodean lo ven como algo que genera conflictos, pena, tristeza o es motivo de aislamiento, el poder incluirlos dentro de una sociedad basada en reglas y valores bien firmes y totalmente establecidos dentro de la moral y la buena conducta será una tarea difícil y llena de restricciones y prejuicios. Es así como viene a mí el poder pensar en el papel importante que toma la familia y los profesionales que trabajan en conjunto con ellos, las estrategias diseñadas para lograr que el paciente se sienta parte de su entorno y es que, una persona diagnosticada con TEA es por sí misma un "alguien" que piensa, siente y vive, entonces debe ser tratada como alguien normal.

Será entonces de gran apoyo, el que ellos puedan lograr sentirse libres, sin restricciones, sin peligros ni críticas o miradas invasivas que en ocasiones también pueden incomodar su estado emocional, que a su manera puedan llegar a entender lo que tratamos de comunicarles y que nosotros como parte de su entorno consigamos comprender su lenguaje corporal, ya que en ocasiones es el que puede darnos a entender lo que ellos necesitan, lo que les falta o lo que quizá ni siquiera ellos pueden percibir como parte fundamental de su existencia. También es evidente que quienes cuentan con el apoyo incondicional de sus familias y reciben atención integral adecuada, logran establecer algunas dinámicas de comunicación y participación dentro de la sociedad, a partir de sus necesidades y características individuales. Por lo tanto, el proceso de interacción social reciproca de las personas con TEA, requiere del compromiso no sólo de la familia como su núcleo social principal, sino de los diferentes actores públicos y privados, en aras de consolidar estrategias metodológicas que conlleven a la ruptura de las barreras de este grupo poblacional en los diferentes espacios de interacción social[1].

Inclusión Escolar

El poder cumplir la meta de estar incluidos en una sociedad es difícil, pensemos que el lograr incorporarse a un entorno escolar, en donde estarán expuestos a factores externos que podrán alterar su estado físico y emocional. Para esto debemos saber que existen centros con atención especializada para estas personas pero no quiere decir que sean forzados a pertenecer a las mismas, será decisión y trabajo en conjunto como lo hemos ya mencionado tanto de los padres o tutores como de los especialistas (psicólogo, educadores, médicos) y es que una vez decidida la mejor opción para estudiar, ya sea una escuela particular o las mismos centros educativos especializados, lo primordial será el crear y dejar establecidas las estrategias didácticas, ambientales y profesionales que deberán cumplirse a su llegada. Es de total relevancia saber que a un niño con trastorno autista no se le puede incluir o incrustar en ningún entorno sin que antes él tenga un conocimiento previo de lo que será nuevo, no se le puede obligar a quedarse o sentirse parte de algo que no lo ve como un lugar seguro, debe existir entonces una comodidad sensorial y perceptiva por parte de nuestro nuevo estudiante. La asistencia personalizada también formará parte fundamental de su estabilidad y equilibrio dentro de un nuevo ámbito. Se conoce que la mayoría son capaces de terminar al menos su educación básica y otros pocos lograrán terminar sus estudios en nivel medio superior e inclusive estudiar carreras universitarias[2].

---

[1]. Coy, L. . (2013). Interacción social y procesos de comunicación en jóvenes con trastorno del espectro autista (TEA) a través del arte. Tesis para optar el título de Magíster, Universidad de la Sabana, Chía, Colombia.
[2] Vázquez, M. (2015) "El desarrollo integral de los niños con trastorno del espectro autista: de la descripción a la explicación" En Instituto de Educación de Aguascalientes. (Ed.), La atención educativa de los alumnos con trastorno del espectro autista Aguascalientes, México (pp. 24-28).

La educación es una etapa primordial de atención integral para los niños/as TEA, a través del acompañamiento de la familia y la sociedad y la cual hace énfasis en la atención pedagógica del desarrollo de aprendizaje, por lo cual la educación es el proceso fundamental para el desarrollo de una persona[3].

Cuando una persona TEA ingresa a una escuela por primera vez, se le integra en un nuevo ambiente, el cambio de grado e incluso de profesores son sucesos que deberán trabajarse en todas las áreas de acompañamiento que él requiere, puesto que las estrategias anticipadas pueden traer consigo meses de trabajo para una buena, favorable y adecuada aceptación, previniendo inclusive el fracaso escolar o un desequilibrio en lo ya ganado anteriormente.

La UNESCO hace la siguiente declaración: "La educación inclusiva es hacer efectivo el derecho a la educación mediante la integración de todos los estudiantes, el respeto a sus diversas necesidades, capacidades y características, y la supresión de todas las formas de discriminación en el contexto del aprendizaje. La inclusión debe orientar las políticas y las prácticas educativas, a partir del hecho de que la educación es un derecho humano fundamental y constituye la base de una sociedad más justa y equitativa"[4].

Inclusión Laboral

En el caso de los hombres y las mujeres con TEA el desempleo parece ser más acentuado que en el de otros colectivos de personas con discapacidad. Si bien no existen cifras oficiales del número de personas que tienen trabajo asalariado, que están en situación de búsqueda activa de empleo o que se encuentran desempleadas, Autismo Europa (2014) sitúa entre el 76% y el 90% el porcentaje de personas adultas con TEA que no disponen de empleo y que tampoco desarrollan ninguna actividad productiva o laboral[5].

Para algunos profesionales con TEA, será de alguna manera menos difícil el poderse incluir en un campo laboral, ya que llevan un buen acompañamiento durante sus años ya vividos, sin embargo, no exenta la cuestión de generar nuevos planes de inclusión y convivencia dentro del giro laboral que decida tomar. El poder entablar relaciones y hacer partícipe ahora a los encargados, compañeros y personas en general que conforman al nuevo entorno laboral en que la persona TEA se desenvolverá, aunado a la buena y activa participación y cooperación por parte de estos, logrando un trabajando en equipo podrán traer consigo buenos resultados sin provocar frustración laboral y personal en el nuevo empleado.

En nuestra sociedad, aun cuando existen diversas fuentes de información, grupos de ayuda mutua y especialistas que nos hablan y explican sobre el tema, el poder referirnos al TEA, es considerar a la persona con un trastorno que deriva de una dificultad adaptativa-social y comunicativa, que pueden sentirse más cómodos en su entorno laboral, si se han brindado las herramientas necesarias para su mejor desempeño por parte de su familia o esa persona que lo ha acompañado desde el inicio de su diagnóstico. Este como muchos de los trastornos que se diagnostican a diario en todo el mundo, pueden ser tratados, orientados y brindarles las

[3] Lozano, J.; Ballesta, F.; Cerezo, M.C. y Alcaraz, S. (2013). Las Tecnologías de la Información y Comunicación (TIC) en el proceso de enseñanza y aprendizaje del alumnado con Trastorno Del Espectro Autista (TEA).
[4] Foro Mundial sobre la Educación. Educación de calidad, equitativa e inclusiva así como un aprendizaje durante toda la vida para todos en 2030. Transformar vidas mediante la educación (19-22 de mayo, Incheon, República de Corea). Recuperado de: http://es.unesco.org/ world-education-forum-2015/5-keythemes/educacion-de-calidad.
[5] Vidriales Fernández F., Hernández Layna C., Plaza Sanz M.Empleo y Trastorno del Espectro del Autismo. Autismo España. Año 2018.

herramientas necesarias para poder ser incluidos en nuestra sociedad, claro que existen prejuicios, personas que no comprenden la realidad y la necesidad de cada uno de ellos y que probablemente sus creencias y opiniones no serán fáciles de cambiar, es por esto que realmente existe una gran importancia dentro del papel que juegan las intervenciones psicopedagógicas para generar estrategias que pueden favorecer el avance con el paso del tiempo de nuestros pacientes, de nuestros familiares o compañeros de escuela y trabajo. Y es que, si bien es cierto, el trastorno no tendrá una cura, pero si un visible mejoramiento si se lleva a cabo una adecuada y oportuna intervención multidisciplinaria (incluyendo a la familia).

Tener un empleo no solo mejora la calidad de vida de las personas con TEA[6], sino que además contribuye a fomentar la autosuficiencia económica lo que permite acceder a una vida independiente, una mayor participación en entornos comunitarios y mejorar la autoestima[7]. Una de las repercusiones indirectas del empleo es que la persona aporte a la sociedad de acuerdo con sus capacidades y conocimientos, se sienta útil y reconocida, y también perciba una remuneración por su trabajo. Si bien, por lo general, las personas adultas con TEA que disponen de un trabajo tienen una mejor percepción de su calidad de vida que aquellas que no lo tienen, y ésta mejora aún más cuando el puesto y las condiciones se ajustan a aspectos que la persona considera relevantes, como que se adapte a sus intereses o que esté conforme con las condiciones salariales[8].

El poder incluir social, educativa y laboralmente a las personas con TEA no es una tarea fácil como lo hemos ya mencionado y requerirá de la participación de una buena cantidad de personajes involucrados en el tema. Pero si pensamos en la sociedad que queremos formar, es importante trabajar este concepto tan importante como es la "inclusión", el sentido de pertenencia que todos debemos tener y con el que todos debemos contar por el simple hecho de ser seres vivientes y sociales, seamos entonces reflexivos y flexibles ante una sociedad diversa en pensamientos, comportamientos, maneras de ser, gustos, modales e incluso valores porque no todos somos copias del otro, todos podemos tener un síntoma que nos caracteriza y que nos hace ser una persona con diagnostico no reconocido. Y entonces piensa, ¿cómo haces tú para sentir que eres incluido en tu entorno a pesar de tus síntomas?

---

[6] Stodden, R. A., y Mruzek, D. W. An introduction to postsecondary education and employment of persons with autism and developmental disabilities. Focus on Autism and Other Developmental Disabilities, (2010). 25, 131– 133

[7] Joshi, G., Bouck, E. y Maeda, Y. Exploring employment preparation and post-school outcomes for students with mild intellectual disability. Career Development and Transition for Exceptional Individuals, (2012). 35(2), 97-107.

[8] Chiang, H-M., y Wineman, I. (2014). Factors associated with quality of life in individuals with autism spectrum disorders: A review of literature. Research in autism spectrum disorders, 8 (8), 974-986.

CALIDAD DE VIDA.

"Podía aprender a afrontar una situación dada en un contexto determinado, sin embargo, me sentía perdida cuando me enfrentaba a esa misma situación en otro contexto diferente".

Donna Williams.

Dr. Gessen Salmerón Gómez.

Hablar de calidad de vida, es hablar de un concepto relacionado con el pleno bienestar de un individuo o un grupo de individuos. Durante muchos años se ha buscado definir de manera precisa este concepto, el cual considero de forma personal que es dinámico, ya que las necesidades del o los individuos se van modificando a través de su desarrollo, por lo tanto, se considera que no son las mismas para un niño a los 3 años, en su adolescencia o como adulto mayor y está sujeto a condiciones, ambientales, educativas, sociales, culturales, religiosas, legales, gubernamentales, etc.

Ser consideran las siguientes 5 pautas dentro del bienestar del ser humano: el físico (como salud, seguridad física), material (privacidad, alimentos, vivienda, transporte, posesiones), social (relaciones interpersonales con la familia, las amistades, etcétera), desarrollo personal (educación, productividad, contribución) y bienestar emocional (autoestima, estado respecto a los demás, religión).

Por lo tanto, en los pacientes con TEA se busca el desarrollo de su bienestar en todas las pautas mencionadas.

Bienestar físico.

El bienestar físico incorpora aspectos relacionados con el nivel de salud, el funcionamiento físico y con otros elementos, como la nutrición, la atención sanitaria, la realización de actividades físicas o la prevención de riesgos para la persona. La investigación relacionada con la salud física de las personas con TEA y su impacto en la calidad de vida es extremadamente limitada. Es necesario promover el aprendizaje y la educación para la salud de manera que se fomenten habilidades de autocuidado y autorresponsabilidad[1].

La investigación apunta que las mujeres con TEA parecen tener una peor percepción sobre su estado de salud general[2]. Se ha encontrado que la toma de medicación prolongada se asocia con efectos negativos en la salud de las personas adultas con TEA[3].

Lo anterior nos obliga a establecer de una manera más puntual las necesidades del bienestar físico en las persona con TEA , que van desde una mayor accesibilidad a la atención médica especializada en sus diferentes áreas , no solo la neuro-psiquiátrica, conocer las diferentes enfermedades comórbidas (asociadas) al TEA y su implicación en la salud en diferentes edades, el uso adecuado y por tiempos no prolongados de medicamentos

[1] Vidriales R., Fernández C. Hernández L, Plaza M, Sanz C, Gutiérrez J. Cuesta J, Calidad de vida y Trastorno del Espectro del Autismo. Confederación Autismo España. 2017 http://www.autismo.org.es/sites/default/files/informe_calidad_web.pdf
[2] Fortuna, R., Robinson, L., Smith,T., Meccarello,J., Bullen, B., Nobis,K., y Davidson, P Health Conditions and Fuctional Status in Adults with Autism: A Cross-Sectional Evaluation. Journal of General Internal Medicine, 31 (1), 77-84 (2015).
[3] Povey, C., Mills, R. y Gómez de la Cuesta G. Autism and ageing: issues for the future. Midlife and Beyond, 230–232. (2011).

para evitar efectos secundarios perjudiciales, establecer rutinas de ejercicios acordes a la motricidad del paciente con TEA, alimentación saludable, entre otros.

Bienestar material.

Esta pauta comprende el acceso suficiente a recursos económicos y prestaciones, y en concreto, hace referencia al acceso a bienes como la vivienda, el empleo o actividades laborales adecuadas.

La mayoría de los estudios sobre el bienestar material se han desarrollado tomando en consideración a personas adultas con TEA.

Es frecuente que las personas adultas con TEA dependan económicamente de sus familias[4], ya que presentan más dificultades para acceder y mantener un empleo al llegar a la vida adulta[5].

Los problemas a los que se enfrentan tienen que ver con altas tasas de desempleo, falta de oportunidades laborales, con trabajos temporales, trabajos de inferior cualificación a lo que correspondería a su formación y/o capacitación y escasas posibilidades de desarrollo profesional[6].

Es necesario asegurar que la persona con TEA cuente con los recursos económicos suficientes para cubrir sus necesidades fundamentales (vivienda, ropa, atención, etc.) y llevar una vida digna, tanto en su situación actual como de cara al futuro.

Se debe considerar en este apartado que las personas con TEA el tener un empleo no solo mejora la calidad de vida, sino que además contribuye a fomentar la autosufciencia económica lo que permite acceder a una vida independiente, una mayor participación en entornos comunitarios y mejorar la autoestima

Desarrollo Social.

El apoyo social aparece como una dimensión fundamental para la calidad de vida en los escasos estudios realizados hasta el momento, que incorporan la opinión y perspectiva de las propias personas con TEA como informantes[7].

Las personas con TEA experimentan dificultades para establecer y mantener relaciones interpersonales, que se ven más acentuadas cuando las personas presentan una discapacidad intelectual asociada[8].

---

[4] Billstedt, E., Gillberg, I. C. y Gillberg, C. Aspects of quality of life in adults diagnosed with autism in childhood a population-based study. Autism, 15, 7–20. (2011)
[5] Dudley, C., Nicholas, D., y Zwicker, J. What do we know about iImproving employment outcomes for individuals with Autism Spectrum Disorder? The School of Public Policy 8(32), 1-35(2015).
[6] The National Autistic Society The autism employment gap. Recuperado de:
file:///C:/Users/Usuario/AppData/Local/Packages/Microsoft.MicrosoftEdge_8wekyb3d8bbwe/TempState/Downloads/TMI%20Employment%20Report%2024pp%20WEB.pdf (2016).
[7] Stuart- Hamilton, I., Griffith,G., Totsika, V., Nash, et., al. The circumstances and Support Needs of Older People with Autism. Cardiff: Autism Cymru. (2009)
[8] Orsmond, G.I., Shattuck, P.T., Cooper, B.P., Sterzing, P.R. y Anderson. K.A. Journal of Autism and Developmental Disorders, 3(11), 2710–2719. (2013).

En cuanto a las relaciones de pareja, las personas con TEA están interesadas en tener una pareja y valoran positivamente el impacto que tiene en su desarrollo personal, en su autoestima y en la seguridad en sus propias capacidades[9], aunque el establecimiento de relaciones personales y sexuales puede ser un área de dificultad[10].

Como sociedad se debe de adquirir el compromiso de poder brindar los medios que permitan la inclusión e interacción social a las personas con TEA en diferentes ambientes (familia, escuela, trabajo, grupo deportivo, etc.). Con la Finalidad de que la sociedad tenga un mejor conocimiento y sensibilización con el TEA se ha establecido el "Día Mundial de Concienciación sobre el Autismo", que se lleva a cabo el 2 de abril de cada año, donde diferentes instituciones publicas y privadas mediante diferentes eventos (caminatas, foros de información diversos).

Desarrollo personal.

Este apartado hace referencia al aprovechamiento de las oportunidades de educación y aprendizaje, así como al avance en competencias personales, conocimientos, intereses y habilidades. El objetivo se debe centrar en las necesidades, prioridades y puntos fuertes de cada persona, promoviendo su desarrollo, autonomía personal e inclusión en la sociedad.

El sistema educativo en México está en proceso de ser más inclusivo, ya que ahora se cuenta con las Unidades de Servicio y Apoyo a la Educación Regular USAER , que es la instancia técnico operativo de apoyo a la atención de alumnos con necesidades educativas especiales y/o discapacidad integrados en Escuelas de Educación Básica, mediante la orientación al personal docente y padres de familia[11].

A pesar de contar con servicios de apoyo para el desarrollo personal tanto públicos como privados, no son suficientes aun para cubrir las necesidades de las personas con TEA, por lo que tanto la sociedad como las instituciones deben de poner énfasis en permitir que cada individuo desarrolle el máximo de sus capacidades y habilidades , que le permitan en un futuro autonomía en todos los aspectos.

Las probabilidades de que los/as adolescentes con TEA continúen sus estudios tras terminar la etapa obligatoria educativa son signifcativamente menores en comparación a las que experimentan personas de las mismas edades que tienen otro tipo de discapacidades[12].

La autora Staci Carr en el 2014, realizó un estudio en el que exploraba la percepción de 230 jóvenes adultos con TEA sobre su calidad de vida y los factores que contribuyen a satisfacerla. En concreto, los resultados de la investigación indicaban que ámbitos como disponer de un empleo, participar y comunicarse socialmente (poder

[9] Nichols, S, y Byer, S. Autism Spectrum Disorder in mid and later life. En Scott D. Wright, Sexual Well-being and Relationships in Adults with Autism Spectrum Disorder (pp 248-262). London; Philadelphia: Jessica Kingsley Publishers. (2016).
[10] Byer, E., y Rehman, U. Sexual well-being. En Tolman, D., y Diamond, L. (Ed.) APA Handbook of Sexuality and Physcology. (pp.460-469). Washington, Dc: APA books. (2013).
[11] https://portaldeeducacion.com.mx/educacion-especial-usaer/index.htm
[12] Lozano, J.; Ballesta, F.; Cerezo, M.C. y Alcaraz, S. (2013). Las Tecnologías de la Información y Comunicación (TIC) en el proceso de enseñanza y aprendizaje del alumnado con Trastorno Del Espectro Autista (TEA)

comunicar, conversar y comprender lo que se dice), así como disfrutar de autonomía personal mejoraban la calidad de vida[13].

Los profesionales consideran que un programa formativo previo a la contratación, que incluya la realización de prácticas en el puesto de trabajo es esencial para el aprendizaje, tanto de las tareas del puesto de trabajo como del funcionamiento del entorno en el que éste se va a desarrollar (normas de la empresa, aspectos sociales, etc.). También resulta esencial para detectar las barreras e identifcar los facilitadores en el entorno laboral (personales, materiales, ambientales, etc.). La experiencia aporta evidencias de que cuando las capacidades de la persona con TEA y sus intereses están directamente ajustados a los requerimientos del puesto de trabajo, y la persona dispone tanto de apoyos como de una formación y cualifcación específca, la inserción laboral es exitosa y sostenible[14].

Bienestar Emocional.

Esta pauta hace referencia al estado de alegría, felicidad, satisfacción y concepto positivo de uno/a mismo/a. También a la capacidad percibida de realizar elecciones y a la ausencia de estrés.

Al igual que en el Bienestar físico, la información de estudios en esta pauta es muy limitada.

Algunas de las personas con TEA, presentan dificultades para manifestar su estado de ánimo y comprender el de los demás , el manejo del duelo, el estrés a nuevas experiencias y el manejo de la ansiedad, pero a su vez saben, qué cosas son placenteras para ellas y les hacen disfrutar.

Esta pauta nos obliga a favorecer las condiciones de manera individualizada que le permitan tener experiencias placenteras, que el cuidador con apoyo especializado identifique y maneje aquellas que son desagradables, motivar tanto a las personas con TEA y sus familias por parte del área de salud mental, fortalecer círculos de ayuda mutua y ser una sociedad empática con este trastorno.

Como ya se menciono, hasta el momento no se tiene definido de forma adecuada las pautas obligadas de las personas con TEA para una buena calidad de vida, a pesar de que múltiples instituciones y fundaciones trabajen sensibilizando a la sociedad. La discusión de la información, el realizar estudios con metodología estricta, la apertura por parte de la familia de personas con TEA y una sociedad comprometida, son factores fundamentales para mejor la calidad de vida de las personas TEA y de sus cuidadores.

Como se describe en este capitulo, es necesario trabajar más como sociedad en todos los aspectos, para poder mejorar la calidad de vida no solo de las personas con TEA, sino de sus cuidadores que, en conjunto por la falta de apoyo e inclusión en la sociedad, estrategias educativas , y planes gubernamentales, tiene que pasar por procesos que aún en nuestros días limitan de forma significativa el libre desarrollo.

---

[13] Staci Carr. Quality of Life in Emerging Adults with Autism Spectrum Disorder Graduate School of Psychology https://doi.org/10.25772/WZ8R-AB12
[14] Álvarez, R., Cappelli, M., y Saldaña, D. (2009). Quiero trabajar. Empleo y personas con Trastornos del Espectro del Autista. Sevilla: Federación Autismo Andalucía.